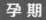

孕 期

U0215863

# 千天照护

## 孕婴营养与健康 指导手册

0-3 岁
婴幼儿早期发展
专业人才培养

总主编 史耀疆

史耀疆　蔡建华　聂景春◎主编

杨　洁　关宏宇◎副主编

华东师范大学出版社
·上海·

**图书在版编目(CIP)数据**

千天照护：孕婴营养与健康指导手册/史耀疆,蔡建华,聂景春主编. —上海:华东师范大学出版社,2022
ISBN 978 - 7 - 5760 - 2796 - 9

Ⅰ.①千… Ⅱ.①史… ②蔡… ③聂… Ⅲ.①孕妇—营养卫生—手册②婴幼儿—营养卫生—手册
Ⅳ.①R153.1 - 62②R153.2 - 62

中国版本图书馆 CIP 数据核字(2022)第 066316 号

---

**千天照护：孕婴营养与健康指导手册**

主　　编　史耀疆　蔡建华　聂景春
项目编辑　蒋　将
特约审读　陈晓红
责任校对　时东明
版式设计　冯逸珺
封面设计　卢晓红

出版发行　华东师范大学出版社
社　　址　上海市中山北路 3663 号　邮编 200062
网　　址　www.ecnupress.com.cn
电　　话　021 - 60821666　行政传真 021 - 62572105
客服电话　021 - 62865537　门市(邮购) 电话 021 - 62869887
地　　址　上海市中山北路 3663 号华东师范大学校内先锋路口
网　　店　http://hdsdcbs.tmall.com

印 刷 者　上海昌鑫龙印务有限公司
开　　本　787 毫米×1092 毫米　1/16
印　　张　15.5
字　　数　278 千字
版　　次　2023 年 10 月第 1 版
印　　次　2023 年 10 月第 1 次
书　　号　ISBN 978 - 7 - 5760 - 2796 - 9
定　　价　65.00 元

出 版 人　王　焰

# 总　序

2014年3月，本着立足陕西、辐射西北、影响全国的宗旨，形成应用实验经济学方法探索和解决农村教育均衡发展等问题的研究特色，致力于推动政策模拟实验研究向政府和社会行动转化，从而促成教育均衡的发展目标，陕西师范大学教育实验经济研究所（Center for Experimental Economics in Education at Shanxi Normal University，以下简称CEEE）正式成立。CEEE前身是西北社会经济发展研究中心（Northwest Socioeconomic Development Research Center，简称NSDRC），成立于2004年12月。CEEE也是教育部、国家外国专家局"高等学校学科创新引智计划——111计划"立项的"西部贫困地区农村人力资本培育智库建设创新引智基地"、北京师范大学中国基础教育质量监测协同创新中心的合作平台。自成立以来，CEEE瞄准国际学术前沿和国家重大战略需求，面向社会和政府的需要，注重对具体的、与社会经济发展和人民生活密切相关的实际问题进行研究，并提出相应的解决方案。

过去16年，NSDRC和CEEE的行动研究项目主要涵盖五大主题："婴幼儿早期发展""营养、健康与教育""信息技术与人力资本""教师与教学"和"农村公共卫生与健康"。围绕这五大主题，CEEE开展了累计60多项随机干预实验项目。这些随机干预实验项目旨在探索并验证学术界的远见卓识，找到改善农村儿童健康及教育状况的有效解决方案，并将这些经过验证的方案付诸实践、推动政策倡导，切实运用于解决农村儿童面临的健康和教育挑战。具体来看，"婴幼儿早期发展"项目旨在通过开创性的研究探索能让婴幼儿终身受益的"0—3岁儿童早期发展干预方案"；"营养、健康与教育"项目旨在解决最根本阻碍农村学生学习和健康成长的问题：贫血、近视和寄生虫感染等；"信息技术与人力资本"项目旨在将现代信息技术引入农村教学，缩小城乡数字化鸿沟；"教师与教学"项目旨在融合教育学和经济学领域的前沿研究方法，改善农村地区教师的教学行为，提高农村较偏远地区学校教师的教学质量；"农村公共卫生与健康"项目旨在采用国际前沿的"标准化病人法"测量农村基层医疗服务质量，同时结合新兴技术探索提升基层医疗服务质量的有效途径。

从始至今，CEEE开展的每个项目在设计以及实施中都考虑项目的有效性，使用成熟和前沿的科学影响评估方法，严谨科学地评估每一个项目是否有效、为何有效以及如何改进。在通过科学的研究方法了解了哪些项目起作用、哪些项目作用甚微后，我们会与政策制定者分享这些结果，再由其推广已验证有效的行动方案。至今，团队已发表论文 230 余篇，累计 120 余篇英文论文被 SCI/SSCI 期刊收录，80 余篇中文论文被 CSSCI 期刊收录；承担国家自然科学基金重点项目 2 项，省部级和横向课题 50 多项；向国家层面和省级政府决策层提交了 29 份政策简报并得到采用。除此之外，CEEE 的科学研究还与公益相结合，十几年来在上述五大研究领域开展的项目使数以万计的儿童受益；迄今为止，共为农村儿童发放了 100 万粒维生素片，通过随机干预实验形成的政策报告推动了 3300 万名学生营养状况的改善；为农村学生提供了 1700 万元助学金；在 800 所学校开展了计算机辅助学习项目；为 6000 户农村家庭提供婴幼儿养育指导；为农村学生免费发放了 15 万副眼镜；通过远程方式培训村医 600 人；对数千名高校学生和项目实施者进行了行动研究和影响评估的专业训练……CEEE 一直并将继续坚定地走在推动农村儿童健康和教育改善的道路上。

在长期的一线实践和研究过程中，我们认识到要提高农村地区的人力资本质量需从根源着手或是借助有效方式，为此，我们持续在"婴幼儿早期发展"领域进行探索研究。国际上大量研究表明，通过对贫困家庭提供婴幼儿早期发展服务，不仅能在短期内显著改善儿童的身体健康状况，促进其能力成长和学业表现，而且从长期来看还可以提高其受教育程度和工作后的收入水平。但是已有数据显示，中低收入国家约有 2.49 亿 5 岁以下儿童面临着发展不良的风险，中国农村儿童的早期发展情况也不容乐观。国内学者的实证调查研究发现，偏远农村地区的婴幼儿早期发展情况尤为严峻，值得关注。我国政府也已充分意识到婴幼儿早期发展问题的迫切性和重要性，接连出台了《国家中长期教育改革和发展规划纲要（2010－2020 年）》、《国家贫困地区儿童发展规划（2014－2020 年）》、《国务院办公厅关于促进 3 岁以下婴幼儿照护服务发展的指导意见》（2019 年 5 月）、《支持社会力量发展普惠托育服务专项行动实施方案（试行）》（2019 年 10 月）和《关于促进养老托育服务健康发展的意见》（2020 年 12 月）。然而，尽管政府在推进婴幼儿早期发展服务上作了诸多努力，国内婴幼儿早期发展相关的研究者和公益组织在推动婴幼儿早期发展上也作了不容忽视的贡献，但是总体来看，我国婴幼儿早期发展仍然存在五个缺口，特别是农村地区：第一，缺认识，即政策制定者、实施者、行动者和民众缺乏对我国婴幼儿早期发展问题及其对个人、家庭、社会和国家长期影响的认识；第二，缺人才，即整个社会缺少相应的从业标准，没有相应的培养体系和认证体系，也缺少教师/培训者的储备以及扎根农村从业者的人员储备；第三，缺证据，即缺少对我国婴幼儿早期发展的问题和根源的准确理解，缺少回应我国婴幼儿早期发展问题的政策/项目有效性和成本收益核算的影响评估；第四，缺方法，即缺少针对我国农村婴幼儿早期发展面临的问题和究其根源的解决方案，以及基于作用机制识别总结出的、被验证的、宜推广的操作步骤；第五，缺产业，即缺少能够系统、稳定输出扎根农村的婴幼儿早期发展服务人才的职业院校或培训机构，以及可操作、可复制、可持续发展的职业院校/培训机构模板。

自国家政策支持社会力量发展普惠托育服务以来，已经有多方社会力量积极进入到了该行业。国家托育机构备案信息系统自 2020 年 1 月 8 日上线以来，截至 2021 年 2 月 1 日，全国规范化登记托育机构共 13477 家。但是很多早教机构师资都是由自身培训系统产出，不仅培训质量难以保证，而且市场力量的介入加重了家长的焦虑（经济条件不好的家庭可能无法接触到这些早期教育资源，经济条件尚可的家庭有接受更高质量的早教资源的需求），这都使得儿童早期发展的前景堪忧。此外，市面上很多早教资源来源于国外（显得"高大上"，家长愿意买单），但这并非本土适配的资源，是否适用于中国儿童有待商榷。最后，虽然一些高校研究机构及各类社会力量都已提供了部分儿童早期发展服务人员，但不管是数量上，还是质量（科学性、实用性）上，现阶段的人才供给都还远不能满足社会对儿童早期发展人才的需求。

事实上，由于自大学本科及研究生等更高教育系统产出的婴幼儿早期发展专业人才很难扎根农村为婴幼儿及家长提供儿童早期发展服务，因此，从可行性和可落地性的角度考虑，开发适用于中职及以上受教育程度的婴幼儿早期发展服务人才培养的课程体系和内容成为我们新的努力方向。2014 年 7 月起，CEEE 已经开始探索儿童早期发展课程开发并且培养能够指导农村地区照养人科学养育婴幼儿的养育师队伍。项目团队率先组织了 30 多位教育学、心理学和认知科学等领域的专家，结合牙买加在儿童早期发展领域进行干预的成功经验，参考联合国儿童基金会 0－6 岁儿童发展里程碑，开发了一套适合我国农村儿童发展需要、符合各月龄段儿童心理发展特点和规律，以及包括所研发的 240 个通俗易懂的亲子活动和配套玩具材料的《养育未来：婴幼儿早期发展活动指南》。在儿童亲子活动指导课程开发完成并成功获得中美两国版权认证后，项目组于 2014 年 11 月在秦巴山区四县开始了项目试点活动，抽调部分计生专干将其培训成养育师，然后由养育师结合项目组开发的亲子活动指导课程及玩教具材料实施入户养育指导。评估结果发现，该项目不仅对婴幼儿监护人的养育行为产生了积极影响，改善了他们的养育行为，而且对婴幼儿的语言、认知、运动和社会情感方面也有很大的促进作用：与没有接受干预的婴幼儿（即随机干预实验中的"反事实对照组"）相比，接受养育师指导的家庭婴幼儿的认知得分提高了 12 分。该套教材于 2017 年被国家卫生健康委干部培训中心指定为"养育未来"项目指定教材，且于 2019 年被中国家庭教育学会推荐为"百部家庭教育指导读物"。2020年，CEEE将其赠予国家卫生健康委人口家庭司，以推进未来中国3岁以下婴幼儿照护服务方案的落地使用。此外，考虑到如何覆盖更广的人群，我们先后进行了"养育中心模式"服务和"全县覆盖模式"服务的探索。评估发现有效后，这些服务模式也获得了广泛的社会关注和认可。其中，由浙江省湖畔魔豆公益基金会资助在宁陕县实现全县覆盖的"养育未来"项目成功获选2020年世界教育创新峰会（World Innovation Summit for Education，简称WISE）项目奖，成为全球第二个、中国唯一的婴幼儿早期发展获奖项目。

自2018年起，CEEE为持续助力培养0—3岁婴幼儿照护领域的一线专业人才，联合多方力量成立了"婴幼儿早期发展专业人才（养育师）培养系列教材"编委会，以婴幼儿早期发展引导员的工作职能要求为依据，同时结合国内外儿童早期发展服务专业人才培养的课程，搭建起一套涵盖"婴幼儿心理发展、营养与喂养、保育、安全照护、意外伤害紧急处理、亲子互动、早期阅读"等方面的课程培养体系，并在此基础上开发这样一套专业科学、经过"本土化"适配、兼顾理论与实操、适合中等受教育程度及以上人群使用的系列课程和短期培训课程，用于我国0—3岁婴幼儿照护服务人员的培养。该系列课程共10门教材：《0—3岁婴幼儿心理发展的基础知识》与《0—3岁婴幼儿心理发展的观察与评估》侧重呈现婴幼儿心理发展的基础知识与理论以及对婴幼儿心理发展状况的日常观察、评估与相关养育指导建议等，建议作为该系列课程的基础内容首先进行学习和掌握；《0—3岁婴幼儿营养与喂养》与《0—3岁婴幼儿营养状况评估及喂养实操指导》侧重呈现婴幼儿营养与喂养的基础知识及身体发育状况的评估、喂养实操指导等，建议作为系列课程第二阶段学习和掌握的重点内容；《0—3岁婴幼儿保育》《0—3岁婴幼儿保育指导手册》与《婴幼儿安全照护与伤害的预防和紧急处理》侧重保育基础知识的全面介绍及配套的练习操作指导，建议作为理解该系列课程中婴幼儿心理发展类、营养喂养类课程之后进行重点学习和掌握的内容；此外，考虑到亲子互动、早期阅读和家庭指导的重要性，本系列课程独立成册3门教材，分别为《养育未来：婴幼儿早期发展活动指南》《0—3岁婴幼儿早期阅读的理论与实践》《千天照护：孕婴营养与健康指导手册》，可在系列课程学习过程中根据需要灵活穿插安排其中。这套教材不仅适合中高职0—3岁婴幼儿早期教育专业授课使用，也适合托育从业人员岗前培训、岗位技能提升培训、转岗转业培训使用。此外，该系列教材还适合家长作为育儿的参考读物。

经过三年多的努力，系列教材终于成稿面世，内心百感交集。此系列教材的问世可谓恰逢其时，躬逢其盛。我们诚心希望其能为贯彻党的十九大报告精神和国家"幼有所育"的重大战略部署，指导家庭提高3岁以下婴幼儿照护能力，促进托育照护服务健康发展，构建适应我国国情的、本土化的 0—3 岁婴幼儿照护人才培养体系,提高人才要素供给能力,实现我国由人力资源大国向人力资源强国的转变贡献一份微薄力量!

史耀疆
陕西师范大学
教育实验经济研究所所长
2021 年 9 月

# 总目录

千天照护：孕婴营养与健康指导手册

# 孕期

主编：史耀疆 蔡建华 聂景春

## 第二章　孕中期课程 / 25

第三章　孕晚期课程 / 63

第一章

# 孕早期课程

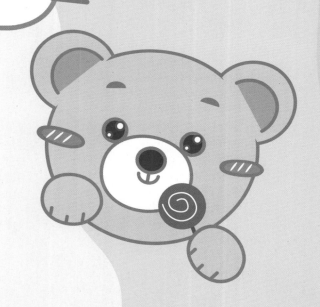

# 第一节　孕早期第一次课程

## 一、孕期营养指导及补充叶酸

**【学习目标】**

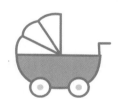

- 了解孕早期如何合理摄入营养，并掌握每日饮食安排；
- 掌握叶酸的补充时间及方法；
- 了解并学着合理控制体重。

**【课程介绍】**

　　知道怀孕后，孕妇们都会更加注意自己的饮食，也会补充一些怀孕所需的食物，以确保宝宝得到充足的营养。今天我们就来看看怀孕以后应该吃哪些食物，一起讨论在怀孕的早期想要营养均衡需要注意哪些事项。

询问 1：自从怀孕后，你的食欲下降了吗？

| 如果是肯定回答 ✓ | 如果是否定回答 ✗ |
|---|---|
| 孕早期孕妇通常都会没胃口，不爱吃这不爱吃那，但不用担心。子宫里的胎儿现在还小，所需的营养并不多，即使你的体重减轻，也不会影响胎儿的生长。你可以在身边常备一些面包、饼干类的食物，能吃得下时就吃一些，不要因为没有食欲就不吃东西。 | 表现不错，可不是所有的孕妈妈都会有这样的好胃口，有良好的胃口才能保证宝宝发育所必需的营养。 |

## ✿ 核心讲解 ✿

孕早期虽然需要的营养不多，但是要保持食物的多样性，不要挑食，不能偏食。所以在孕早期饮食上我们要掌握以下几个原则：

- 膳食清淡、适口；
- 少食多餐，食物多样；
- 保证摄入足量富含碳水化合物的食物；
- 按要求摄入富含叶酸的食物并补充叶酸；
- 戒烟、禁酒。

中国营养学会认为，孕早期妇女的食物摄入量同备孕期（展示《中国备孕妇女平衡膳食宝塔》（见下页图），讲解具体的含义，并根据当地实际情况就地取材，和孕妇一起探讨，制定孕早期的简单食谱）。

# 中国备孕妇女平衡膳食宝塔

依据《中国居民膳食指南(2022)》绘制

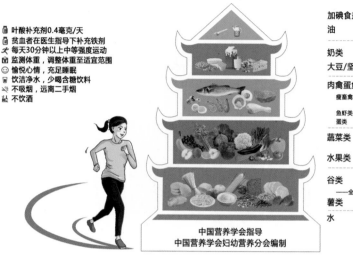

叶酸补充剂0.4毫克/天
贫血者在医生指导下补充铁剂
每天30分钟以上中等强度运动
监测体重，调整体重至适宜范围
愉悦心情，充足睡眠
饮洁净水，少喝含糖饮料
不吸烟，远离二手烟
不饮酒

| | | |
|---|---|---|
| 加碘食盐 | | 5克 |
| 油 | | 25克 |
| 奶类 | | 300克 |
| 大豆/坚果 | | 15克 / 10克 |
| 肉禽蛋鱼类 | | 130-180克 |
| | 瘦畜禽肉 | 40-65克 |
| | 每周一次动物血或畜禽肝脏 | |
| | 鱼虾类 | 40-65克 |
| | 蛋类 | 50克 |
| 蔬菜类 | | 300-500克 |
| | 每周至少一次海藻类 | |
| 水果类 | | 200-300克 |
| 谷类 | | 200-250克 |
| ——全谷物和杂豆 | | 75-100克 |
| 薯类 | | 50克 |
| 水 | | 1500-1700毫升 |

中国营养学会指导
中国营养学会妇幼营养分会编制

（图片来源：中国营养学会，2022.6）

膳食宝塔是结合我国孕期妇女所需的基本营养，列出了孕早期妇女每天应当吃的各类主要食物。膳食宝塔共有五层：

- 第一层是谷薯类，这类食物我们每天需要 200—250 克。其中，全谷物和杂豆需要 75—100 克，薯类需要 50 克。谷类有小麦、大米、玉米等，杂豆有黄豆、黑豆和青豆等，薯类有马铃薯、甘薯、木薯、红薯等；

- 第二层是蔬菜类和水果类，可分为深绿色蔬菜（青菜、菠菜、茼蒿、油麦菜、油菜、西兰花、青椒、黄瓜、海带等）；橙红色蔬菜、水果（西红柿、南瓜、胡萝卜、橘子、橙子、樱桃、枇杷、西瓜等）；其他蔬菜、水果（白菜、莲花白、菜花、莲菜、菌类、香蕉、葡萄、苹果、梨、等）。每日蔬菜需要 300—500 克，水果需要 200—300 克；

- 第三层的肉禽蛋鱼类是指鱼等海产品，鸡、鸭、鹅、猪、牛、羊、马的肌肉、内脏及其制品，每天需要 130—180 克；

- 第四层的乳类及其乳制品主要是指牛乳、羊乳等，每天需要 300 克；大豆类或坚果类主要是指黄豆、花生、瓜子、腰果、松子等，大豆类需要 15 克，坚果类需要 10 克；

- 最顶层的植物油，每天需要 25 克，加碘食盐不超过 5 克。此外，每天要饮用 1500—1700 毫升的水，也可以根据自己的口味喝一些蜂蜜水、柠檬水等。

刚才介绍了膳食宝塔每一层的食物种类,在怀孕的前三个月,孕妇要每天从每一层中选择不同的食物,在确保充足摄入量的前提下,尽量种类多样,保持良好的食欲。

 询问2:你是否开始服用叶酸?是从什么时候开始服用的?

| 正在服用,是从准备怀孕开始的 | 正在服用,是从知道怀孕后开始服用的 | 尚未服用 |
| --- | --- | --- |
| 你做得非常好! | 叶酸是一种非常重要的维生素,如果摄入不足,对孕妇和宝宝都会产生严重的危害。 | 叶酸是一种非常重要的维生素,如果摄入不足,对孕妇和宝宝都会产生严重的危害,建议你立即开始服用叶酸。 |

❖ 核心讲解 ❖

叶酸是一种非常重要的维生素,如果摄入不足,对孕妇和宝宝都会产生严重的危害:

- 会导致胎盘发育不良而引起自发性流产;
- 会导致孕妇出现恶性贫血;
- 可引起胎儿神经管畸形,表现为脊柱裂和无脑畸形等中枢神经系统发育异常;
- 我们国家提倡在怀孕前三个月和怀孕后三个月都要服用叶酸;

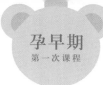

- 在妇幼保健院、社区医院、村卫生室可以领取免费的叶酸补充剂,也可以在医生的推荐下购买叶酸补充剂;
- 可以适当通过食用深绿色蔬菜来补充叶酸。

 询问3:是不是在孕期体重增加越多越好?

| 如果是肯定回答 | 如果是否定回答 |
|---|---|
| 在孕期是应该加强孕妇的营养,可是加强营养要科学合理,不能无限制地补充营养。 | 没错,孕期体重增加过多会产生很多危害。 |

☆ 核心讲解 ☆

在孕期是应该加强孕妇的营养,可是加强营养要科学合理,不能无限制地补充营养。如果孕妇营养补充过多、体重增加过快,会产生以下危害:

- 会增加孕妇患妊娠高血压综合征和妊娠糖尿病的风险;
- 容易产生巨大儿,不仅会增加分娩时的难度导致难产,而且还会影响宝宝的健康;
- 孕期的体重增加过多,产后不易降下来,不仅影响产妇的体型,对产妇的身心健康也会产生不利的影响。因此,孕妇应适当增加孕期的体重。

### 知识/态度检测

本课程结束时,请向孕妇(或孕妇及第二养育人一起)询问以下问题:

1. 你能说出膳食宝塔的五层分别是什么吗?

第一层:谷薯类、杂豆和水;

第二层:蔬菜、水果类;

第三层:肉禽蛋鱼类;

第四层:奶类,大豆或坚果类;

第五层:植物油、加碘食盐。

2. 叶酸应该在什么时候服用?

怀孕前三个月和怀孕后三个月。

3. 哪些食物含叶酸比较多?

常见食物中的叶酸含量($\mu g/100\ g$):

| 序号 | 食物 | 含量 | 序号 | 食物 | 含量 |
|------|------|------|------|------|------|
| 1 | 鸡肝 | 1 172.2 | 10 | 豌豆 | 82.6 |
| 2 | 猪肝 | 425.1 | 11 | 鸡蛋 | 70.7 |
| 3 | 黄豆 | 181.1 | 12 | 辣椒 | 69.4 |
| 4 | 鸭蛋 | 125.4 | 13 | 豇豆 | 66.0 |
| 5 | 茴香 | 120.9 | 14 | 韭菜 | 61.2 |
| 6 | 花生 | 107.5 | 15 | 小白菜 | 57.2 |
| 7 | 核桃 | 102.6 | 16 | 扁豆 | 49.6 |
| 8 | 蒜苗 | 90.9 | 17 | 油菜 | 46.2 |
| 9 | 菠菜 | 87.9 | 18 | 猪肾 | 9.2 |

### 二、孕早期卫生指导

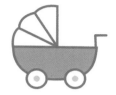

【学习目标】
● 掌握孕期卫生清洁方面的保健知识。

【课程介绍】
怀孕是一件既幸福又辛苦的事情,怀孕意味着孕妇要改变自己的生活习性,要调整和适应孕期卫生习惯,从而保持良好的状态,做一位合格的孕妇。

 询问4:在孕早期,我们需要在个人卫生上多注意。你知道在这些方面都应该注意些什么吗?

| 如果是肯定回答(能说出勤洗澡) | 如果是否定回答 |
| --- | --- |
| 非常好,洗澡是非常重要的保持个人卫生的方法。 | 需要在个人卫生等方面多了解。 |

☆ 核心讲解 ☆

刚怀孕时激素水平变化比往常明显,洗澡觉得累属于正常现象。怀孕后孕妇的汗腺和皮脂腺分泌旺盛,阴道分泌物增多且有异味,这就增加了孕妇被细菌感染的风险。

所以,孕妇一定要格外注意自己的个人卫生,勤洗澡、勤换衣服,尤其是内裤、内衣。

此外,洗澡时最好选择淋浴,水温要调至适宜温度,一般以38℃为宜,不要超过42℃。时间不宜过长,一般15分钟即可。在洗澡时要防止摔倒。另外,孕妇要切记千万不要洗桑拿,因为桑拿浴会导致缺氧窒息,不利于胎儿发育。

关于夫妻生活,一方面在孕初期胎盘尚未发育成熟,胎盘与子宫壁的连接还不紧密;另一方面孕激素分泌不足,不能给予胚胎强有力的维护,此时进行性生活,可能会造成流产。因此,在这一时期建议禁止性生活。

**知识/态度检测**

本课程结束时,请向孕妇(或孕妇和第二养育人一起)询问以下问题:

孕早期是否可以每天洗澡?

孕妇在孕早期等阶段都需要注意个人卫生,洗澡建议选择淋浴,建议每天洗澡,但时间不宜过长,且注意安全保护。

## 三、孕早期保健指导

**【学习目标】**

• 知道孕早期养宠物、辐射、用药、抽烟、喝酒等行为的危害;
• 了解第一次产检的时间。

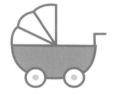

**【课程介绍】**

怀孕前三个月是发生胎儿畸形、造成宝宝出生缺陷的敏感时期,因此孕早期孕妇要掌握预防宝宝出生缺陷的保健知识,改变自身的不良生活习惯,远离有害物质,确保宝宝的健康发育。

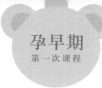

 询问5：你家养宠物吗？

| 如果是肯定回答 | 如果是否定回答 |
|---|---|
| 那不存在这方面的安全隐患。 如果你养宠物，或者经常接触宠物，要去做弓形虫病的检查。如果经过检查确诊感染了弓形虫，就要听从医生的建议。如果没有感染，也要根据指导采取相应的措施。 | 即使你不养猫、养鸟、养狗，吃了半熟的肉类，或者生吃被弓形虫污染的蔬菜、水果，也有感染的危险，所以你要小心避免。 |

✿ 核心讲解 ✿

宠物，尤其是猫，容易携带弓形虫。如果你接触了携带弓形虫的宠物的粪便，容易被传染。病症与感冒差不多，不容易引起注意。可一旦弓形虫在孕妇体内繁殖，就可通过胎盘感染胎儿，在妊娠早期导致流产、胎儿畸形等问题。因此，怀孕期间建议避免接触宠物。

询问 6：除了养宠物外，你知道还有哪些行为在孕早期会对宝宝的发育造成危害？

| 如果是肯定回答 | 如果是否定回答 |
|---|---|
| 你说得非常好！ | 孕早期我们除了不能接触宠物以免弓形虫感染外，还要做好以下预防工作。 |

## ✧ 核心讲解 ✧

孕早期我们除了不能接触宠物以免弓形虫感染外，还要做好以下预防工作：

- 减少电器辐射。虽然身边的很多电器都会有辐射，但是不必太担心。一般家用电器在屏蔽辐射源方面都会有相应的措施，只要在日常生活中稍加注意，在使用时注意保持距离，尽量缩短使用时间，就不会对孕妇和胎儿产生什么影响。

- 安全用药。孕期用药关系到孕妇和胎儿的健康和安全，所以如果孕妇生病了，一定要去看医生，请医生根据孕妇的情况指导孕妇用药，千万不要擅自吃药。

- 戒烟戒酒。如果孕妇吸烟或者家里人吸烟造成孕妇经常被动吸烟，烟草中的尼古丁和烟雾中的一些有害物质可能会导致胎儿缺氧、营养不良和发育迟缓。如果孕妇饮酒，酒精会通过胎盘进入胎儿血液，造成胎儿宫内发育不良、中枢神经系统发育异常、智力低下等，引发酒精中毒综合征。所以，为了生育一个健康的宝宝，孕妇要戒烟、禁酒，并且远离吸烟的环境。

- 尽量不要到公共场所去，避免进入卫生不良的环境，降低被传染疾病的风险。上下班最好避开高峰时间，如果感觉恶心或者昏昏沉沉，孕妇不要自己开车。在人多、车多的地方注意保护腹部。

- 避免在新装修的房子里居住,避免接触磷、砷、汞、苯等物质,预防煤气中毒,避开有射线和强噪音、强光、高温等环境。

 询问 7:你和家人确定好在哪个医院生宝宝了吗?

| 如果是肯定回答 | 如果是否定回答 |
|---|---|
| 那太好了,以后你的产前检查就需要一直去这家医院做。 | 要尽快确定准备在哪个医院生宝宝,这样的话产前检查就一直去这个医院做,大夫也会对孕妇和宝宝的情况一直保持系统、全面的了解。 |

✿ 核心讲解 ✿

一般需要在确诊怀孕 6—7 周时做首次检查,通过 B 超核对孕龄。月经是否规律,对你确定孕龄和预产期非常重要。孕妇要在怀孕第 12 周时正式开始第一次产前检查。第一次产检很重要,是对孕妇和胎儿状态的第一次全面了解,医院会为孕妇和宝宝建立档案。

每次检查结束后,医院的大夫会为孕妇预约下次的检查,可一定别忘了按时去做检查啊!

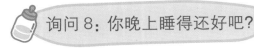

询问 8：你晚上睡得还好吧？

| 如果是肯定回答 | 如果是否定回答 |
|---|---|

**如果是肯定回答**

那挺好的！建议你在中午及晚饭前后进行短时间的休息，你在睡眠方面，还需要注意以下几个问题：

- 孕早期（1—3 个月）由于孕妇的子宫依然在盆腔内，受到外力直接压迫或者自身重力压迫比较小，所以此时孕妇的睡眠姿势没有太多的讲究。但是要改变以往的不良睡眠姿势，如搂着东西睡、趴着睡等。
- 孕中期（4—7 个月）孕妇应该采取侧卧位或者仰卧位姿势睡觉。在睡觉的过程中要保护好腹部和腰部，避免外力的直接作用。如果羊水过多或者是双胎，可以多采用侧卧位姿势，这样孕妇会觉得更舒服一些。
- 孕晚期（8—10 个月）一般要尽量保持左侧卧位睡姿，这样可以最大限度地减缓下腔静脉受到压迫，使子宫能够得到正常的供血和供养。

**如果是否定回答**

你不用担心，只需要注意以下几个方面，你的睡眠情况就会改善：

- 注意饮食。白面包、白米饭、甜食等精淀粉食物容易导致血液酸碱度不平衡，影响睡眠，要少吃；同时少吃盐，晚饭后不要喝太多水，以免频繁起夜影响睡眠。
- 睡前做一些能使人平静的活动。比如放松练习、翻翻书，或让准爸爸做做按摩。
- 选择一个舒适的姿势。一般孕早期子宫依然在盆腔内，受到外力直接压迫或者自身重力压迫比较小，所以此时孕妇的睡眠姿势没有太多的讲究。但是要改变以往的不良睡眠姿势，如搂着东西睡、趴着睡等。你可以在身旁放一个长抱枕，可随时倚靠，夹在双腿之间也很舒服。
- 避免影响安睡的因素。夜里突然醒来，可能是因为身体不适，如腰疼、抽筋，等等。可通过改变睡眠姿势、多吃含钙丰富的食物等方法进行改善。
- 换个睡觉的地方。如果总是睡不着，不妨换个床睡。有的孕妇在床上睡不好，但在长沙发上却能酣睡。

- 平时,你白天可以多做些轻松的活动,如散步或适宜的体操;睡前洗一个温水澡或喝一杯热牛奶,对改善睡眠都有好处。另外,卧室常通风透气,保持空气清新也有助于睡眠。
- 如果晚上没睡好,白天感觉困时可以随时打个盹。但白天不要太贪睡,以免影响晚上的睡眠,毕竟晚上睡好对健康更重要。

✿ 核心讲解 ✿

许多孕妇知道自己怀孕后会出现焦虑、烦躁的情绪从而影响睡眠。但有些孕妇会犯困、嗜睡,所以这些都是正常的现象。孕早期每天睡眠不少于 8 个小时即可。

 询问 9:知道自己怀孕后,你有没有特意做一些运动?

| 如果是肯定回答 | 如果是否定回答 |
| --- | --- |
| 适当运动对孕妇很重要,你做得非常好! | 建议你平时做做运动。 |

## ✧ 核心讲解 ✧

怀孕后每天适当运动,有利于全身的血液循环,还能够增加腹部、腰肌和会阴部的肌肉力量,提升顺产的概率。孕期做运动时安全很重要,孕妇要选择合适的运动,最好是孕妇熟悉的、舒缓和好控制的,比如散步。

**知识/态度检测**

本课程结束时,请向孕妇(或孕妇和第二养育人一起)询问以下问题:

1. 宠物有可能会导致孕妇感染什么疾病?

弓形虫病。

2. 孕期如果生病需要服药该怎么办?

就医,在医生的指导下服药。

3. 第一次正式产前检查在什么时候?

怀孕满 3 个月(孕 12 周)。

4. 孕晚期最佳睡眠姿势是什么卧位?

左侧卧位。

5. 孕早期最佳的运动方式是什么?

散步。

# 第二节　孕早期第二次课程

## 一、预防早孕反应和其他微量元素营养补充剂

**【学习目标】**

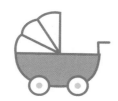

- 知道应对早孕反应的基本方法；
- 了解产前检查的重要性；
- 知道应该服用微量元素营养补充剂。

**【课程介绍】**

　　在上次的课程中，我们谈到了许多关于孕妇营养和健康的知识。今天我们会回顾之前的一些内容，同时讨论营养补充剂对保持孕妇身体健康的重要性。

询问 1：上一节课我们谈到孕早期食物要多样化、饮食要清淡。
你有没有为此做一些改变？

| 如果是肯定回答 ☑ | 如果是否定回答 ✗ |
| --- | --- |
| 你做得很好！ | 确实，改变自己的饮食习惯很困难。希望你继续参考之前的上课内容，特别是在买菜或准备做饭前考虑一下，可以通过补充哪些食物，让你的饮食更加多样化，吃得更健康。 |

❖ 核心讲解 ❖

食物的多样性可以提供宝宝生长发育所需要的能量及营养，孕妇在饮食上做的改变对孕妇和宝宝的健康都非常有益。

询问2：你最近一段时间是否有恶心、呕吐、没有食欲的感受？

| 如果是肯定回答 | 如果是否定回答 |
|---|---|
| 这个你不用担心，很多孕妇在怀孕后都会出现早孕反应。我们要保持良好的精神状态，相信通过饮食调整和自身的努力，一定能克服早孕反应。 | 那太好了，在怀孕6周以后，由于体内激素的变化，部分孕妇会出现恶心、呕吐等早孕反应。如果有早孕反应，也不用担心，保持良好的精神状态，沉着应对。 |

## ✿ 核心讲解 ✿

一般孕妇由于体内激素的变化，会在怀孕6周以后，出现恶心、呕吐等早孕反应，早晨起床或者空腹时比较严重。除此以外，早孕反应的表现还有：

- 乳房刺痛、膨胀或有瘙痒感，这是怀孕早期正常的生理变化；
- 早晨起来或者饭后会出现恶心、呕吐、食欲下降等妊娠反应；
- 怀孕初期容易疲倦，性情暴躁易怒；
- 怀孕第三个月时，由于膀胱受到子宫压迫，孕妇会出现尿频的现象。

以上多数都是正常的生理现象，孕妇不用担心，只需调整好心态，克服焦虑、烦恼的情绪，取得家人的支持，注意休息。恶心、呕吐明显时所吃食物一定要清淡，可以在起床前吃一些含水分少、含碳水化合物多的食物（如面包等）。孕妇还可以适当做些运动，也能缓解恶心、呕吐的症状。

询问 3：你知道怀孕后需要在哪个部门登记进行正常的产检吗？

| 如果是肯定回答 🐻✓ | 如果是否定回答 🐻✗ |
|---|---|
| 很好。 | 在满 12 周需去就近的医院就诊，建档立卡。 |

✿ 核心讲解 ✿

确定怀孕后，孕满 12 周时需要在医疗机构为孕妇建档立卡。通过为孕妇建档立卡可以进行正常的产检。

 询问 4：你是否还服用了其他微量元素营养补充剂？

| 如果是肯定回答 🐻✓ | 如果是否定回答 🐻✗ |
|---|---|
| （表扬孕妇服用微量元素营养补充剂的行为。）你做得非常好！这样可以让你获得更加全面的营养。 | 你可以在医生的推荐下购买微量元素营养补充剂，这样可以补充你身体所需的营养。 |

✿ 核心讲解 ✿

- 在怀孕和哺乳期间,身体需要补充比以往更多的营养和微量元素;
- 饮食多样化可以有效地帮助孕妇获得孕期所需的营养,我们在上节课中介绍的五种食物类别对营养补充都是非常重要的;
- 在饮食多样化的基础上,还可以通过服用微量元素来补充营养;
- 可以在医生的推荐下购买微量元素营养补充剂,并遵从医嘱服用。

在进行下一部分课程之前,询问并记录孕妇在补充叶酸和微量元素这个问题上是否还存在疑惑。

知识/态度检测

本课程结束时,请向孕妇(或孕妇和第二养育人一起)询问以下问题:

早孕反应如恶心、呕吐一般是什么时候会表现得比较严重?

早晨起床或者空腹时比较严重。

## 二、孕早期卫生指导回顾

【学习目标】

- 掌握孕期卫生清洁方面的保健知识。

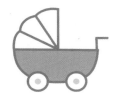

【课程介绍】

　　怀孕是一件既幸福又辛苦的事情,怀孕意味着孕妇要改变自己的生活习性,要调整和适应孕期卫生习惯,从而保持良好的状态,做一位合格的孕妇。

## ✿ 卫生清洗知识回顾 ✿

- 洗澡最推荐的方式：淋浴,注意不可洗桑拿；

- 洗澡水温：建议在 38℃,不可超过 42℃；

- 洗澡时长：不宜过长,一般 15 分钟即可；

- 个人卫生习惯：勤洗澡、勤换衣服,尤其是内裤、内衣；

- 孕初期禁止性生活。

### 知识/态度检测

本课程结束时,请向孕妇(或向孕妇和第二养育人一起)询问以下问题：

孕期是否可以洗桑拿？

不可以。

## 三、孕早期保健指导回顾

### 【学习目标】

- 知道孕早期养宠物、辐射、用药、抽烟、喝酒等行为的危害；
- 了解第一次产检的时间。

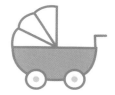

### 【课程介绍】

怀孕前三个月是发生胎儿畸形、造成宝宝出生缺陷的敏感时期,因此孕早期孕妇要掌握预防宝宝出生缺陷的保健知识,改变自身的不良生活习惯,远离有害物质,确保宝宝的健康发育。

## ✿ 弓形虫病知识回顾 ✿

- 宠物尤其是猫容易携带弓形虫；
- 食入半熟的肉类、被弓形虫污染的果蔬时会有感染弓形虫病的风险；
- 养宠物、经常接触宠物需做关于弓形虫病的检查；
- 弓形虫对孕妇的危害：一旦在体内繁殖，有可能在妊娠早期导致流产、胎儿畸形等问题。

## ✿ 日常起居注意事项知识回顾 ✿

- 减少电器辐射：使用时注意保持距离，缩短使用时间；
- 安全用药：孕期用药不当有可能导致胎儿畸形等，需在医生指导下用药；
- 戒烟戒酒：孕妇需戒烟、戒酒，并远离吸烟环境；
- 避免进入拥挤和卫生不良的环境；
- 避免在新装修的房子里居住，避免接触磷、砷、汞、苯等物质；
- 避开有射线、强噪音、强光、高温等环境。

## ✿ 产检知识回顾 ✿

- 产检医院尽可能与生产医院一致，以便医生对孕妇的怀孕、生产情况保持系统、全面的了解；
- 第一次正式产前检查时间：怀孕第12周（很重要！）；
- 必须按照医生的安排定期进行产前检查。

## ✿ 孕期睡眠知识回顾 ✿

- 孕早期睡姿：无特定推荐睡姿，避免不良睡姿（如搂着东西睡、趴着睡）即可；
- 孕中期睡姿：推荐侧卧位、仰卧位姿势。如果羊水过多/双胎，多采用侧卧姿势；
- 孕晚期睡姿：推荐左侧卧位睡姿；

- 保持良好的睡眠质量：1.少食精淀粉食物(白面包、白米饭)，饮食清淡，晚饭后减少水的摄入，避免起夜影响睡眠；2.睡前做一些使人平静的活动(放松练习、翻翻书、让准爸爸做做按摩)；3.选择舒适正确的睡眠姿势；4.避免影响安睡的因素(腰疼、抽筋等需注意加强钙的摄入)；5.若总是睡不着，建议换个睡觉的地方；6.营造良好睡眠环境，睡前洗温水澡或喝一杯热牛奶，保持卧室的空气清新多通风；7.白天犯困可随时打盹，但时间不宜过长，避免影响晚上休息。

## ✿ 孕期运动知识回顾 ✿

- 每天适当的运动对孕妇非常重要，选择熟悉、舒缓和好控制的运动，如散步；
- 运动利于全身血液循环；
- 运动可以增加腹部、腰肌和会阴部的肌肉力量，从而提升顺产概率。

**知识/态度检测**

本课程结束时，请向孕妇(或向孕妇和第二养育人一起)询问以下问题：

1. 宠物猫、狗可能会导致孕妇感染什么疾病？

弓形虫病。

2. 为什么孕早期要远离各类辐射？

辐射可能会导致宝宝畸形。

3. 孕妇喝酒会不会影响宝宝的健康？有什么影响？

会。孕妇喝酒可能会造成胎儿宫内发育不良、中枢神经系统发育异常、智力低下等，甚至导致孕妇酒精中毒。

4. 你准备什么时候去医院进行第一次产检(建档立卡)？

12周/满3个月。

第二章

# 孕中期课程

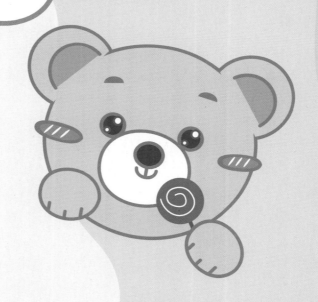

# 第一节　孕中期第一次课程

## 一、孕妇营养

【学习目标】

- 能回忆出在过去 24 小时内食用不同食物的情况；

- 至少知道三种富含铁的食物；

- 在过去一周的饮食中，至少加入了一种富含铁的食物；

- 知道吃富含维生素 C 的食物可以促进铁的吸收；

- 至少知道一种同时含有铁和维生素 C 的食物；

- 了解贫血的危害；

- 了解贫血的症状和体征；

- 掌握缺铁性贫血检查及治疗的相关事宜。

    互动活动：24 小时膳食回顾（20 分钟）

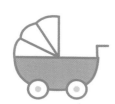

【课程介绍】

　　怀孕之后孕妇都会更加注意自己的饮食，也会补充一些怀孕期间所需的食物，以确保宝宝得到充足的营养。今天我们就来看看你怀孕以来都吃了哪些食物，一起讨论补充和均衡营养都需要注意哪些事项。

**询问 1：还记得昨天(包括白天和晚上)你都吃了哪些食物吗?**

如果是肯定回答 ✅

如果是否定回答 ❌

请翻阅后页膳食调查表。

记录昨天吃过的食物,如果该饭菜是由多种食物组成的,请说出具体的食物组成,同时尽可能完整地回忆昨天吃过的所有食物。

讨论哪些食物类别摄入得最多,哪些食物类别摄入得最少。表扬孕妇在饮食中做得好的地方。

上述步骤完成后,请根据食物类别的标准对昨天吃的食物进行分类。

无论是在家里还是在外面,吃的、喝的东西,包括饭菜和零食。我们从早上吃的第一样食物开始来回忆一下。

下页表格提供了食物的类别及示例,可以为孕妇补充和均衡营养提供建议。

## ✿ 核心讲解 ✿

阅读以下关于不同食物重要性的信息:

怀孕和哺乳期间,孕妇和产妇需要吃多样化的食物,包括谷类和薯类、蔬果类(深绿色蔬菜、橙红色蔬菜和水果、其他蔬菜和水果)、肉蛋类、奶类、豆类、坚果类、油、盐。

我们来看一下不同食物分别包含了哪些营养:

| 膳食调查表 | | |
|---|---|---|
| **食物类别** | | **示　例** |
| 谷薯类 | | 米、面、红薯、山药、土豆、玉米、粗粮（比如高粱、荞麦、燕麦、大麦、薏仁等）以及杂豆类（比如红豆、绿豆、芸豆、扁豆、豌豆、鹰嘴豆等） |
| 蔬果类 | 深绿色蔬菜 | 青菜、菠菜、茼蒿、油麦菜、油菜、西兰花、青椒、黄瓜、海带等 |
| | 橙红色蔬菜、水果 | 西红柿、南瓜、胡萝卜、橘子、橙子、樱桃、枇杷、西瓜等 |
| | 其他蔬菜、水果 | 白菜、莲花白、菜花、莲藕、菌类、香蕉、葡萄、苹果、梨等 |
| 肉禽蛋鱼类 | | 畜类（猪、牛、羊肉及其肝脏）、禽类（鸡、鸭肉及其肝脏）、蛋类（鸡蛋、鸭蛋、鹌鹑蛋）、水产类（鱼、虾、贝类）以及常见的动物血（比如猪血、羊血、鸭血） |
| 奶类、豆类、坚果类 | | 牛奶、酸奶、奶酪等奶制品，豆类（比如黄豆、青豆、黑豆及其豆制品，包括豆腐、豆腐干、豆腐皮、腐竹、豆浆等），坚果类（比如核桃、杏仁、葵花籽、南瓜子、西瓜子、花生等） |
| 油、盐 | | 食用油、食用盐 |

- 谷类和薯类食物（主食）含有碳水化合物，能提供能量，而粗粮类的主食含有膳食纤维，能促进肠胃蠕动，缓解便秘等问题。

- 深绿色蔬菜是叶酸的重要来源，同时还含有丰富的膳食纤维、维生素 C。

- 橙红色、深绿色的蔬菜和水果不仅提供膳食纤维和其他维生素和矿物质，而且还含有丰富的维生素 A。维生素 A 可以帮助提高身体的免疫力，还可以促进宝宝的眼睛发育。维生素 A 的缺乏会导致夜盲症。其他富含维生素 A 的食物还包括动物肝脏。

- 其他蔬菜和水果也是膳食纤维以及多种维生素和矿物质的良好来源。

- 肉蛋类给身体提供了丰富的蛋白质、维生素和矿物质。畜类、禽类和水产类食物含有蛋白质、脂肪以及维生素，如铁、锌、镁、维生素 E 和维生素 B（硫胺素、烟酸和维生素 $B_6$ 和 $B_{12}$）。红肉、动物肝脏及动物血是铁的良好来源。

- 奶类是蛋白质、维生素和钙等矿物质的良好来源。豆类提供蛋白质以及维生素和矿物质，如钙、铁、叶酸、镁和锌、维生素 E。坚果富含蛋白质，也是健康的脂肪来源，同时还含有维生素和矿物质，如维生素 E、镁和锌。

- 孕妇要注意控制油、盐的摄入,建议每天食用盐不超过 6 克,食用油 25—30 克。
- 除了吃得好,还需要确保喝足够的水。怀孕和哺乳期间都需要补充更多的水。

 询问 2：你知道孕期有可能会发生贫血吗?

| 如果是肯定回答 | 如果是否定回答 |
|---|---|
| 阅读以下信息以补充相关知识。 | 贫血是一种在怀孕期间发生的常见疾病,可以通过饮食来预防和改善。 |

☆ 核心讲解 ☆

贫血是一种在怀孕期间发生的常见疾病,可以通过饮食来预防和改善。
- 孕妇可以通过以下症状来分辨自己是否贫血:
  ○ 经常疲劳;
  ○ 虚弱;
  ○ 脸色异常苍白;
  ○ 胸痛、心跳加快或呼吸急促;

○ 头痛、头昏或头晕。

- 贫血可能是缺铁引起的。

- 缺铁性贫血的后果包括容易疲劳、脑功能减退和免疫系统功能减弱等。

- 怀孕期间出现缺铁性贫血会导致早产或婴儿出生体重低于平均水平,因此在怀孕期间摄入足够的铁是非常重要的。

- 如果孕妇出现上述症状,请及时咨询医生确认是否患有缺铁性贫血,以便尽早补充铁。

- 即使孕妇目前没有出现上述症状,仍然需要预防贫血。

- 孕妇可以在乡镇卫生院或者产检的医院检查是否患有缺铁性贫血。

 询问 3：你知道昨天吃过的食物中哪些是含铁的吗？你觉得这些食物是否有助于预防或减轻贫血症状？

| 如果是肯定回答 | 如果是否定回答 |
| --- | --- |
| 请你说出一些含铁的食物。<br><br>（表扬孕妇能够正确分辨和食用含铁的食物。补充孕妇不知道但当地有的含铁的食物。） | 没关系,我给你具体介绍一下富含铁的食物。 |

## ✿ 核心讲解 ✿

肉类，包括红肉（猪肉、牛肉、羊肉）、动物肝脏以及动物血制品。但是像肥肉这样的高脂肪肉类不是铁的良好来源。

告诉孕妇食用富含铁的食物很重要：

- 铁是血液的重要组成部分，在怀孕期间，孕妇比以前更需要补充铁，因为身体需要铁来给孕妇和宝宝输送氧气；
- 怀孕期间，孕妇对铁的摄入对宝宝体内的铁存储也很重要。贫血孕妇生的宝宝以后患贫血的可能性会更高；
- 宝宝出生后，母乳依然是宝宝摄取铁的重要来源。母乳中铁的吸收率能达到50%，而牛奶中的铁含量较低，配方奶中的铁也不容易被吸收；
- 孕妇在分娩过程中也会流失一些血液，需要摄入更多的铁作为储备。

此外，告诉孕妇：

- 吃富含维生素 C 的食物可以促进铁的吸收；
- 富含维生素 C 的食物包括青枣、西红柿、柑橘类水果（如柠檬、橘子、橙子）和各种绿叶蔬菜等；
- 不要在吃饭时喝茶或咖啡，因为茶和咖啡会降低铁的吸收。

询问孕妇对贫血和富含铁的食物还有什么问题吗？

记录下孕妇的问题。

### 知识/态度检测

本课程结束时，请向孕妇（或孕妇和第二养育人一起）询问以下问题：

1. 你还记得五种食物类别吗？可以列举说明吗？

   五种食物类别包括：谷类和薯类；蔬果类（深绿色蔬菜、橙红色蔬菜和水果、其他蔬菜和水果）；肉禽蛋鱼类；奶类、豆类、坚果类；油、盐。

2. 你能举例展示健康的一顿饭所需要摄入的食物吗？尽量包含五种类别，并使用食物类别的相关知识将所述食物划分至相应的食物类别中。

3. 你还记得缺铁性贫血的症状是什么吗？

缺铁性贫血的症状包括：经常疲劳、虚弱、脸色异常苍白、胸痛、心跳加快或呼吸急促、头痛、头晕或头昏。

4. 你知道可以在哪里检查是否患有缺铁性贫血吗？

乡镇卫生院、产检的医院。

5. 在问题2你回答的食物里，你确定哪些食物含铁？（如果它们都不含铁，你能说出一种含铁的食物吗？）

富含铁的食物有：肉类，包括红肉（猪肉、牛肉、羊肉），动物肝脏以及动物血制品。

6. 在问题2你回答的食物里，你知道通过添加什么样的食物可以增加铁的吸收？

富含维生素C的食物，如橘子、橙子、柠檬和绿叶蔬菜。

## ✿ 活动：膳食调查

列出过去 24 小时内你摄入的食物。

根据以下食物分组列出受访者摄入的食物：

| 食物分组 | 受访者摄入的食物 |
|---|---|
| 谷物、白色根茎和块茎 | |
| 豆类（蚕豆、豌豆和小扁豆等） | |
| 坚果和种子 | |
| 乳制品 | |
| 肉类、家禽和鱼类 | |
| 蛋类 | |
| 深绿色蔬菜 | |
| 富含维生素 A 的蔬菜、水果 | |
| 其他蔬菜 | |
| 其他水果 | |

## 二、孕妇心理调适

**【学习目标】**

- 知道有益于改善孕妇和宝宝健康的三个因素。

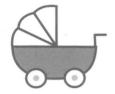

**【课程介绍】**

    怀孕对孕妇及其家人来说都是一件激动人心的事情，但怀孕同时也会给孕妇带来一些压力和不良情绪。这些情况都是非常正常、完全健康的。但是你可以预先了解怀孕期间孕妇可能会出现什么样的情绪，以及如何缓解不良情绪。

 询问 4：你有没有和医生或家人聊过如何缓解怀孕期间产生的压力？

无论如何回答，都进行以下讲解。

---

### ✧ 核心讲解 ✧

向孕妇（或孕妇和第二养育人一起）展示图片。

首先请他们看右边图片，告诉他们：

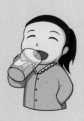

- 在孕妇遇到压力的情况下，孕妇和照顾孕妇的人可能会经常忽视孕妇的个人健康，例如不能保证有规律的饮食和休息；

- 在这样的情况下，他们通常没有足够的精力甚至是意愿为自己和宝宝的健康做更多的努力和尝试；

- 因此，孕妇会陷入一个恶性循环，进一步损害孕妇自己的健康；
- 孕妇的健康状况不佳会增加宝宝出生体重偏低和出现其他健康问题的风险。

课堂出示相关图片，并告诉他们：

- 母亲和宝宝之间的关系对两人的身心健康都是至关重要的；
- 这种亲子关系不仅包括母亲给宝宝的喂养，还包括对宝宝情感需求的回应、频繁的身体互动以及为宝宝创造一个丰富的生活环境。这些方面对宝宝的成长和健康都是十分有益的。

现在请他们看右边的图片。告诉他们：

- 母亲能够保持与外界的交流，这对于给宝宝提供良好的养育是非常重要的；
- 如果孕妇感到压力大或情绪低落时，往往很难参与或者维持与外界的交流；
- 由于缺少了与外界的交流和寄托，母亲和宝宝都会处在压力之中，甚至会损害两人的身心健康。

现在请他们看右边的图片。告诉他们：

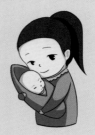

- 研究表明，母亲的身心健康、母亲与宝宝的关系、母亲能够保持与外界的交流这三个方面对母亲和宝宝的健康是非常重要的；
- 询问孕妇和其家人的意见，确认他们认同这些观点，询问他们是否有任何的问题，若有，记录下这些问题。

**知识/态度检测**

本课程结束时，请向孕妇（或孕妇和第二养育人一起）询问以下问题：你能描述一下有益于母亲和宝宝身心健康的三个因素吗？

母亲的身心健康、母婴关系、母亲的社交圈。

# 三、孕期产检和健康生活

**【学习目标】**

- 知道要定期进行产前检查；
- 知道可降低早产风险的三种行为。

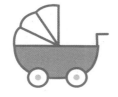

**【课程介绍】**

怀孕期间坚持健康习惯，包括定期进行产检，可以避免危及孕期健康的行为。

 询问5：你是否做过产检？

| 如果是肯定回答 🐨✓ | 如果是否定回答 🐨✗ |
|---|---|
| 进一步询问孕妇："你多长时间做一次产前检查，你打算下一次什么时候去？" | 进一步询问孕妇："为什么没有做产前检查？你知道可以在哪里做产前检查吗？你是因为害怕或担心才没有去做产前检查吗？"<br><br>（鼓励孕妇开始/或定期进行产前检查，告诉孕妇产检的重要性。） |

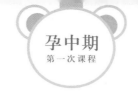
✿ 核心讲解 ✿

- 定期进行产前检查是非常重要的,能够及时了解孕妇的身体情况以及宝宝的生长发育情况;

- 即使孕妇感觉很好,也应该定期进行产前检查;

- 在孕妇做产前检查时,医生也会根据孕妇的实际情况推荐孕妇做其他重要的检查,以确保孕妇和宝宝的健康;

- 在孕妇去看医生时,可以告诉医生自己怀孕时的感受和疑惑,这样孕妇就可以了解怀孕早、中、晚不同阶段的情况;

- 尽早和定期的产前检查可以保障孕妇和宝宝的健康和安全,避免早产。

 询问 6:你现在是否吸烟、饮酒? 有没有服用任何非处方药?

| 如果是肯定回答 | 如果是否定回答 |
| --- | --- |
| 进一步询问孕妇:"你是吸烟、饮酒,还是服用了非处方药? 大约多久一次?" | 表扬孕妇为自己和宝宝做出了一个好的决定。告诉孕妇,"你吃的食物和呼吸的空气都会影响你体内的胎儿。" |

## ✿ 核心讲解 ✿

- 如果孕妇有吸烟、饮酒或服用非处方药物的行为,应该和医生了解这样做是否妥当;

- 吸烟、饮酒和服用非处方药物的行为对孕妇和宝宝都不好。香烟、酒精、毒品以及某些药物中的化学成分都会影响胎儿的发育,有可能造成胎儿的发育迟缓,有些甚至会引起胎儿的先天畸形;

- 怀孕期间不应该喝酒,此外,怀孕和哺乳期间也不应该吸烟或服用非处方药物。但是哺乳期间,母亲偶尔喝一次酒不会影响母乳喂养;

- 吸烟、饮酒和服用非处方药的行为会增加早产、出生缺陷或低出生体重宝宝的风险;

- 戒掉上述行为会很困难,但这会让孕妇和宝宝更健康。

# 第二节　孕中期第二次课程

## 一、孕妇心理调适

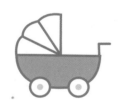

**【学习目标】**

- 知道哪些是不良情绪；
- 知道哪些是健康情绪；
- 能掌握保持健康情绪的三个步骤。

**【课程介绍】**

　　上一节课我们谈到在怀孕期间，孕妇可能会产生一些不良的情绪，比如感到压抑、不开心、特别担忧等。虽然这些情绪都是正常的，但是我们也可以采取一些措施来改善孕妇的心情。今天我们就来讨论一下如何调整孕妇的不良情绪。

不良情绪：

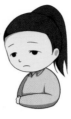

图片 A

图片 A 中的孕妇："目前，由于我的生活状态不好，我无法改善自己的健康状况。"

讨论：请孕妇浏览图片 A，阅读图片中这个孕妇的想法，讨论出现这种情况的原因可能是什么。例如，家庭关系问题、外出打工、丈夫不在身边等。

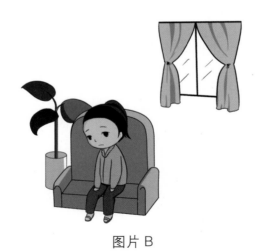

图片 B

图片 B 中的孕妇："我觉得努力毫无意义。"

讨论：请孕妇浏览图片 B，讨论为什么这个孕妇会感到无助，失去希望。

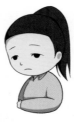

图片 C

图片 C 中的孕妇："我觉得我和宝宝的健康状况都非常不好。"

讨论：请孕妇浏览图片 C,讨论孕妇如果放弃宝宝可能会带来的后果。注意请不要指责图片 C 中的孕妇。

告诉孕妇：这是人类面对压力和问题时的一种非常自然的反应。但是我们需要尽早转换思维方式来改变这种负面情绪,因为只有这样,才能改善妈妈和宝宝的健康状况,避免负面的事情发生。

及时询问孕妇是否有过类似的想法。

健康情绪：

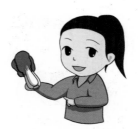

图片 D

图片 D 中的孕妇："我的健康很重要,即使我的选择有限,但是我也可以尝试用现有的食物来改善我的饮食情况。"

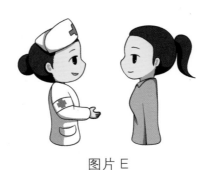

图片 E

图片 E 中的孕妇："太好了,健康专员能给我一些帮助。"

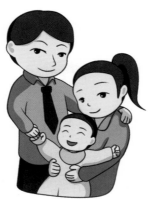

图片 F

图片 F 中的孕妇："小小的改变可以让我和我的宝宝更健康!"

讨论：告诉孕妇，不要用"有"或"没有"这样的选项来思考问题。即使是很小的改变（比如我们课程中一直强调的"改变"），都会对整个家庭的健康产生很大的影响。

## ❖ 核心讲解 ❖

保持健康情绪的方法

讲解：仔细浏览图片G，并告诉孕妇：

- 我们已经讨论过不良情绪和健康情绪都有哪些，接下来我们将讨论怎样形成健康情绪，换句话说是一种积极的思维方式。

- 第一步，识别不良情绪。不良情绪，例如："生病是命中注定的。"你能再举一个其他例子吗？

- 第二步，用积极或健康的方法应对不良情绪。健康情绪，例如："在很大程度上，我可以保证自己的身体健康。"

- 第三步，锻炼形成健康情绪的思维方式。在接下来的课程中，我们将学习一些有效的方法，来帮助你形成健康的情绪，积极地思考。

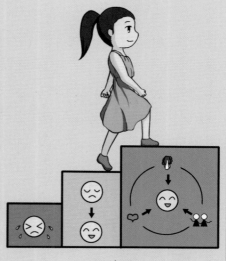

图片 G

询问孕妇有没有其他的问题，若有，记录下这些问题。

知识/态度检查：

本课程结束时，请向孕妇（或孕妇和第二养育人一起）询问以下问题：

1. 你能列举三个不良情绪的例子吗？

（1）我对自己的健康状况无能为力。

（2）试图作出改变是没有意义的。

（3）我的宝宝肯定会身体虚弱或不健康。

2．你能列举三个健康情绪的例子吗？

（1）在很大程度上，我可以保证自己在孕期的身体健康。

（2）我可以采取一些措施来保证宝宝的身体健康，比如我可以多吃一些有营养的食物。

（3）在我的生活中，有家人或朋友可以帮助我保持一个健康的状态。

3．你能告诉我形成健康情绪的三个步骤吗？

（1）识别不良情绪。

（2）用积极或健康的方法应对不良情绪。

（3）锻炼形成健康情绪的思维方式。

## 二、母乳喂养的好处和重要性

【学习目标】

• 至少知道三个母乳喂养比配方奶粉喂养好的特点；

• 知道初乳的重要性；

• 表示有母乳喂养的意愿；

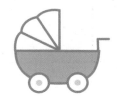

• 知道开始母乳喂养的时间；

• 知道持续纯母乳喂养的意思和最佳时长；

• 至少知道两个纯母乳喂养的好处；

• 知道纯母乳喂养时不应给宝宝喂其他的食物。

【课程介绍】

　　之前我们讨论了纯母乳喂养对宝宝前六个月生活的重要性和好处。今天我们将对此进行更多的讨论。

 询问 1：你打算在宝宝出生后用母乳喂养吗?

| 如果是肯定回答 ✅ | 如果是否定回答 ❌ |
|---|---|
| 表扬孕妇的决定，并告诉孕妇："你能决定母乳喂养太好了！我再跟你聊聊母乳喂养的重要性，希望宝宝出生后你能顺利地进行母乳喂养。" | 进一步询问孕妇："你不打算母乳喂养的原因是什么呢?"（如有需要，请参考以下示例作出提示）<br>常见问题包括：<br>1. 乳房"太小"；<br>2. 奶水不足；<br>3. 担心母乳不能把宝宝喂饱；<br>4. 不知道如何正确地进行母乳喂养；<br>5. 担心母乳喂养会导致产妇身体疼痛；<br>6. 害羞；<br>7. 认为配方奶比母乳好；<br>8. 担心生病会影响母乳喂养；<br>9. 担心产后前三天没有奶。 |

✿ 核心讲解 ✿

母乳能满足六个月内宝宝的所有营养需求。前六个月进行纯母乳喂养，也就是只给宝宝喝母乳，除了维生素 D 之外，不要给他/她喂任何其他东西，包括水。前六个月内给宝宝喂水或者其他液体、食物，会导致宝宝腹泻，并且还会导致宝宝吃母乳不足，从而不能获得足够的营养。

- 每个妈妈都能给宝宝提供足够的乳汁,乳房产奶依靠乳腺,每个妈妈的乳腺都是差不多的,乳房大只是脂肪比较多而已,并不是产奶的乳腺更多,小乳房的妈妈也能生产足够多的乳汁。
- 宝宝吃得越多,妈妈产的奶就越多,除非有医学方面的问题,否则妈妈都能产生足够的乳汁来喂饱宝宝。
- 宝宝吃奶的过程可以促进宝宝面部肌肉和与进食相关肌肉的发育。
- 母乳喂养是不会疼的,如果你听到有人喂母乳时会疼,那应该是喂母乳的方式不太对。
- 很多人以为配方奶添加了很多营养,其实配方奶的营养都是仿照母乳的,目前研究表明,母乳里面包含了400多种营养成分,而配方奶却没有这么多营养成分,因为很多营养没办法制造出来,而且母乳喂养还有助于宝宝的免疫系统的发育,能让宝宝的抵抗力变得更强。此外,因为是妈妈自己产生的,母乳更卫生,产量也有保证。母乳喂养很方便,因为你可以随时喂养宝宝,而且母乳的温度适宜,是可以直接让宝宝喝的。
- 除非医生建议你不要母乳喂养,否则你应继续母乳喂养,为宝宝持续提供营养。当你感冒或咳嗽,甚至发热时,母乳喂养也是可以的。如果你担心生病了不能进行母乳喂养,此时你可以咨询相关的医生。
- 很多人都觉得宝宝出生后前三天妈妈还没有产奶,其实孕妇在孕期就开始产初乳了,初乳储存在妈妈的身体里面,等着给出生的宝宝吃。宝宝出生之后需第一时间吃奶,最晚不要超过一个小时。前三天的乳汁很少,刚出生的宝宝的胃很小,初乳能满足刚出生宝宝的需要。
- 早期的母乳喂养能激发宝宝吃奶的本能,还能有效避免妈妈接下来几天的乳房肿胀现象,并有助于促进妈妈子宫收缩,减少产后出血。
- 初乳营养价值很高,有的妈妈的初乳透明而黏稠,有的妈妈的初乳呈淡黄色甚至明黄色,这些都是正常的。初乳中含有大量的免疫物质,可以保护宝宝,增强宝宝的抵抗力,并有助于宝宝排出胎便。

**知识/态度检查**

本课程结束时,请向孕妇(或孕妇和第二养育人一起)询问以下问题:

1. 你能说说母乳相比配方奶有哪些好处吗? 至少说三个。

(1) 母乳喂养减少了母亲的工作量(买配方奶粉、烧开水或冲泡配方奶粉)。

(2) 母乳喂养,随时随地都能喂养宝宝,因为母乳始终是干净的、营养丰富且温度适宜的。

(3) 六个月以下宝宝喝水、其他液体或吃其他食物会引起腹泻或便秘。

(4) 母乳营养丰富,含有400多种营养成分,卫生安全,而且它是妈妈自己产的。

(5) 母乳喂养也有利于宝宝的发育,特别是对宝宝的大脑发育尤为重要。

2. 什么时候开始母乳喂养最好?

宝宝出生后立即喂养。

3. 什么是初乳,为什么它这么重要?

初乳一般比较浓稠且呈淡黄色,它有助于增强宝宝的抵抗力,并且可帮助宝宝排出胎便。

4. 你认为母乳喂养对你和宝宝来说是最好的选择吗?

是。

5. 你能说说宝宝出生后前六个月特别需要母乳喂养的原因吗?

(1) 早期的母乳喂养能激发宝宝吃奶的本能,能有效避免妈妈接下来几天的乳房肿胀现象,并有助于促进妈妈子宫收缩,减少产后出血。

(2) 初乳能最大程度地保护宝宝的健康,并让宝宝尽快排出胎便。

(3) 喂母乳一方面可以促进宝宝的免疫系统发育、大脑发育、身体发育,另一方面可以促进妈妈的子宫恢复、身体恢复。

# 三、早产风险和孕期体重增长

【学习目标】

- 定期进行产前检查,并讨论检查的结果;
- 了解早产的三个风险因素;
- 知道在保持健康的情况下,孕期体重增加的适宜范围。

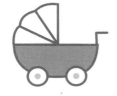

【课程介绍】

　　之前的课程中,我们介绍了进行产前检查和避免吸烟、饮酒、服用非处方药的重要性,我们今天再来回顾一下这些内容。

 询问2:上个月你去做产前检查了吗?

| 如果是肯定回答 | 如果是否定回答 |
|---|---|
| 　　称赞她孕妇:"你做得很好。"进一步询问:"结果怎么样?你打算下次什么时候去?" | 　　进一步询问孕妇:"为什么你还没有去做产前检查?"<br>　　(鼓励孕妇开始/或定期进行产前检查,告诉孕妇。) |

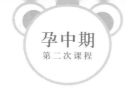

✿ 核心讲解 ✿

- 定期进行产前检查是非常重要的,能够及时了解孕妇的身体情况以及宝宝的生长发育情况。
- 即使孕妇感觉很好,也应该定期进行产前检查。
- 在孕妇做产前检查时,医生也会根据你的实际情况推荐孕妇做其他重要的检查,以确保孕妇和宝宝的健康。
- 在孕妇去看医生时,可以告诉医生自己怀孕时的感受和疑惑,这样孕妇就可以了解在怀孕的早、中、晚不同阶段的情况。
- 尽早和定期的产前检查可以保障孕妇和宝宝的健康和安全,避免早产。

 询问 3：你知道什么是早产吗?

| 如果是肯定回答 | 如果是否定回答 |
|---|---|
| 虽然大多数孕妇不会早产,但了解造成早产的原因以及早产的征兆是很重要的。在理想的情况下,你的宝宝应该在怀孕 40 周左右出生。 | 早产是指宝宝出生得太早,即在怀孕 37 周前出生。 |

## ✿ 核心讲解 ✿

- 早产儿可能面临更多的健康问题,比如与足月出生的宝宝相比,早产儿需要留院观察的时间更长,一些早产儿也可能会面临长期的健康问题,比如大脑、肺、听力和视力的损伤。
- 造成早产的原因有很多,但是我们一定要知道以下这些情况更容易造成早产:
    - 你曾经生育过早产儿;
    - 你怀的是双胞胎或者多胞胎;
    - 你的子宫(胎儿发育的地方)存在问题;
    - 其他因素,包括糖尿病、高血压、疾病感染或体重增加不足。
- 上次我们还讨论了吸烟、喝酒和服用非处方药物等行为的危险性。这些行为也可能导致早产。

 询问 4:你知道孕期体重增加多少是合适的吗?

| 如果是肯定回答 😊 | 如果是否定回答 😟 |
|---|---|
| 阅读以下信息以补充相关知识。 | 保持孕期体重增长在合理范围内是非常重要的,请阅读以下信息以补充相关知识。 |

## ✿ 核心讲解 ✿

- 过量的饮食会导致体重的快速增加，也会增加早产和妊娠期患病风险。孕产妇都需要合理均衡饮食，肉制品、蛋类、主食类等食物不需要比非孕期增加很多，做到食不过量，控制体重。

- 与孕前相比，女性孕后的平均体重会增加 8.0～14.0 千克。孕前体重偏轻女性（BMI＜18.5 kg/m²）在孕期的体重应增加 11.0～16.0 千克；超重女性（24.0 kg/m²≤BMI＜28.0 kg/m²）在孕期的体重最多增加 7.0～11.0 千克；肥胖女性（BMI≥28.0 kg/m²）在孕期的体重应控制增加 5.0～9.0 千克。（BMI 计算公式：体重（千克）除以身高（米）的平方）

- 我们提及这些情况，并不是为了吓唬孕妇。孕妇要与医生沟通任何可能会使自己面临早产或妊娠并发症风险的因素。如果孕妇能定期产检，就能尽早发现这些问题，这样就可以降低孕妇早产的风险。

**妊娠期妇女体重增长范围及妊娠中期和妊娠晚期每周体重增长推荐值**

| 妊娠前体质指数分类 | 总增长值范围(kg) | 妊娠早期增长值范围(kg) | 妊娠中期和妊娠晚期每周体重增长值及范围(kg/week) |
| --- | --- | --- | --- |
| 低体重(BMI＜18.5 kg/m²) | 11.0～16.0 | 0～2.0 | 0.46(0.37～0.56) |
| 正常体重(18.5 kg/m²≤BMI＜24.0 kg/m²) | 8.0～14.0 | 0～2.0 | 0.37(0.26～0.48) |
| 超重(24.0 kg/m²≤BMI＜28.0 kg/m²) | 7.0～11.0 | 0～2.0 | 0.30(0.22～0.37) |
| 肥胖(BMI≥28.0 kg/m²) | 5.0～9.0 | 0～2.0 | 0.22(0.15～0.30) |

（图表来源：中华人民共和国国家卫生健康委员会，2022.10）

## ⬠ 活动：早产和计划

早产虽然不常见,但对你和宝宝的健康可能有非常严重的影响。早产意味着你的宝宝出生得太早,在怀孕 37 周前出生。

---

在大约_____(日期),我怀孕满 37 周了。

我知道,如果在上述日期之前出现了以下任何迹象或症状,将有可能会早产:

- 阴道分泌物(水样、黏液或血样)比平常多。
- 骨盆或下腹部产生压力,就像你的宝宝在向下推一样。
- 持续的腰酸背疼。
- 腹部绞痛,还可能伴有腹泻。
- 有规律或频繁地宫缩,你的腹部像拳头一样硬。宫缩可能疼,也可能不疼。
- 羊水破了,有较多液体从阴道涌出。

我知道,如果在上述日期之前出现了以上任何迹象或症状,孕妇或家人应立即联系医生。医生的联系电话是:_____。

医生给我的建议包括:

- 去医院就医。
- 停止手中的事情。
- 左侧卧休息一小时。
- 喝两到三杯水或果汁(不要喝茶或苏打水)。

如果症状没有消失甚至加剧,我会再次联系医生或去医院。如果症状消失了,我也会静静地卧床休息。

如果去看医生的话,医生可能会给我安排一些检查,看看是否临产,他们会尽可能地帮助我延迟分娩,或者在宝宝出生前帮助改善宝宝的健康状况。我也会和医生讨论哪一种方案更适合。

---

**知识/态度检查**

本课程结束时,请向孕妇(或孕妇和第二养育人一起)询问以下问题:

1. 你打算下一次什么时候去做产前检查？

略。

2. 你还记得容易造成早产的因素是哪几个？

（1）曾经生育过早产儿；

（2）怀的是双胞胎或者多胞胎；

（3）子宫（胎儿发育的地方）存在问题；

（4）其他因素，包括糖尿病、高血压、疾病感染或体重增加不足。

# 第三节　孕中期第三次课程

## 一、孕妇营养

**【课程介绍】**

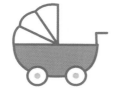

通过前两次课程，你应该对如何保持孕期健康有了一些了解。在今天的课程中，我们将更多地讨论母乳喂养，以及为提前分娩做一些预防和准备。你可以就我们讲过的内容随时提问，有些问题你可能需要向医生咨询，但我们也会尽可能回答你的问题。

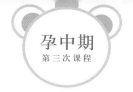

## ☆ 核心讲解 ☆

回顾:"在前几次课程中,我们一直在讨论健康饮食的重要性。今天我们介绍一个具体的方法来帮助你吃得更健康。"

健康专员操作,并告诉孕妇:

- 你可以使用食物日志记录(详见食物日志表)你所吃的食物、食物所代表的类别,并标记出富含铁的食物;

- 通过记录食物日志,你可以更加直观地了解你最近吃的食物,也会提醒你注意孕期的营养搭配;

- 你可以使用这个食物日志,记录从今天开始连续三天所吃的食物;

- 下次课程时,我们会一起看一下你记录的食物日志。

✿ 活动：食物日志

第1天

| 时间 | 食用的食物 | 代表的食物类别 | 富含铁的食物 |
|---|---|---|---|
| 早餐 | | | |
| 午餐前 | | | |
| 午餐 | | | |
| 下午茶时间 | | | |
| 晚餐 | | | |
| 睡前 | | | |

**第2天**

| 时间 | 食用的食物 | 代表的食物类别 | 富含铁的食物 |
|---|---|---|---|
| 早餐 | | | |
| 午餐前 | | | |
| 午餐 | | | |
| 下午茶时间 | | | |
| 晚餐 | | | |
| 睡前 | | | |

第 3 天

| 时间 | 食用的食物 | 代表的食物类别 | 富含铁的食物 |
|------|-----------|---------------|--------------|
| 早餐 | | | |
| 午餐前 | | | |
| 午餐 | | | |
| 下午茶时间 | | | |
| 晚餐 | | | |
| 睡前 | | | |

## 二、母乳喂养的好处和重要性回顾

**【学习目标】**

- 至少掌握三个母乳喂养比配方奶粉喂养好的特点；
- 了解初乳的重要性；
- 有母乳喂养的意愿；
- 掌握开始母乳喂养的时间；
- 掌握持续纯母乳喂养的意思和最佳的时长；
- 至少掌握两个纯母乳喂养的好处；
- 掌握纯母乳喂养时不应给宝宝喂其他的食物。

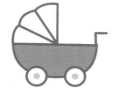

**【课程介绍】**

  母乳喂养的内容知识点繁多且重要。今天我们将对之前的重点知识进行回顾。

### ✿ 母乳喂养知识回顾 ✿

- 每个妈妈都能给宝宝提供足够的乳汁，与乳房的大小没有关系；
- 宝宝吃得越多，妈妈产的奶就越多，除非有医学方面的问题，否则都能满足宝宝的需求；
- 母乳满足宝宝出生后前六个月所需的一切营养；
- 正确的哺乳姿势不会给妈妈带来疼痛；
- 母乳包含了400多种营养成分，远远超过了配方奶粉的营养成分；
- 母乳富含帮助宝宝免疫系统发育的营养，有助于提升宝宝的抵抗力；
- 母乳喂养既卫生又方便，而且母乳的温度适宜宝宝直接吮吸；
- 一般情况下，妈妈感冒、咳嗽甚至发热时，母乳喂养也是可以的，如果担心请咨询医生的建议，按照医嘱决定是暂停还是继续母乳；
- 尽早开奶：宝宝出生后一个小时内就要进行母乳喂养；

- 尽早开奶可有效避免妈妈乳房肿胀,并有助于减少产后出血;
- 前几天的初乳的能量很高,含有大量的免疫物质,增强宝宝抵抗力的同时还有助于宝宝排出胎便;
- 进行母乳喂养可以促进妈妈的子宫恢复、身体恢复。

### 知识/态度检查

本课程结束时,请向孕妇(或孕妇和第二养育人一起)询问以下问题:

1. 你能说说母乳相比配方奶有哪些好处吗? 至少说三个。

(1)母乳喂养减少了母亲的工作量(买配方奶粉、烧开水或冲泡配方奶粉)。

(2)母乳喂养,随时随地都能喂养宝宝,因为母乳始终是干净的、营养丰富且温度适宜的。

(3)六个月以下宝宝喝水、其他液体或吃其他食物会引起腹泻或便秘。

(4)母乳营养丰富,含有400多种营养成分,卫生安全,而且它是妈妈自己产的。

(5)母乳喂养也有利于宝宝的发育,特别是对宝宝的大脑发育尤为重要。

2. 什么时候开始母乳喂养最好?

宝宝出生后立即喂养。

3. 什么是初乳,为什么它这么重要?

初乳一般比较浓稠且呈淡黄色,这有利于增强宝宝的抵抗力,让宝宝少生病,并且可帮助宝宝排出胎便。

4. 你认为母乳喂养对你和宝宝来说是最好的选择吗?

是。

5. 你能说说宝宝出生后前六个月特别需要母乳喂养的原因吗?

(1)早期的母乳喂养能激发宝宝吃奶的本能,能有效避免妈妈接下来几天的乳房肿胀现象,并有助于促进妈妈子宫收缩,减少产后出血。

(2)初乳能最大程度地保护宝宝的健康,并让宝宝尽快排出胎便。

(3)喂母乳一方面可以促进宝宝的免疫系统发育、大脑发育、身体发育,另一方面可以促进妈妈的子宫恢复、身体恢复。

第三章

孕晚期课程

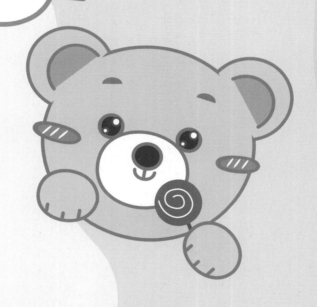

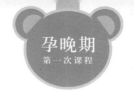

# 第一节　孕晚期第一次课程

## 一、母乳喂养的重要性、正确含乳

**【学习目标】**

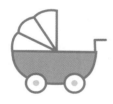

- 知道三种不同的母乳喂养姿势；

- 知道如何让宝宝正确含乳；

- 知道错误的哺乳姿势和含乳不正确的风险。

**【课程介绍】**

　　对于怀孕 7—9 个月的孕妇，开始指导其母乳喂养的技巧，帮助孕妇在宝宝出生后立即开始母乳喂养。在指导过程中，可以用安抚奶嘴和玩具娃娃来模拟母乳喂养，这样孕妇就可以练习正确的母乳技巧和姿势。

　　课程介绍：（如果这是她的第一次课程，请跳过此介绍并继续第一个问题）我们一直在讨论（纯）母乳喂养的重要性。今天我们将进一步讨论这个问题，并且练习如何在母乳喂养时正确地抱住宝宝，以及如何确保宝宝正确含乳。

询问 1：在宝宝六个月之前，除了喂奶你还打算喂其他东西吗？

| 如果是肯定回答 ✓ | 如果是否定回答 ✗ |
|---|---|
| 进一步询问孕妇："你还打算给宝宝喂什么东西，比如水、米汤、菜汤、果汁？"（询问她为什么打算给宝宝喂食其他东西。） | 告知孕妇："这样是最好的！纯母乳喂养意味着在宝宝满六个月之前只吃母乳和补充适量的维生素 D，不给宝宝喂除母乳之外的东西，包括水、配方奶粉和任何汤汁。" |

## ◇ 核心讲解 ◇

　　妈妈都希望宝宝健康成长，给他/她最好的食物。但是事实恰恰是前六个月只给宝宝吃母乳是最好的，因为母乳能够为宝宝提供茁壮成长所需要的全部营养。纯母乳喂养意味着你在前六个月内不要给宝宝喂母乳以外的东西，包括水、配方奶粉和任何汤汁，但是需要补充维生素 D。

　　阅读以下关键信息：

- 母乳可满足宝宝前六个月的所有需求。

- 在这六个月内除了添加适量的维生素 D 外，不要给宝宝喂其他东西，包括水。

- 母乳中含有宝宝需要的所有水分，即使在夏天也是足够的，如果宝宝觉得渴了会表现出要吃奶，只是不需要吃很长时间。根据宝宝的需求来哺乳，就能满足宝宝对水分和营养的需求。

- 如果给宝宝喂水，那宝宝喝了水就会减少吃母乳的次数，导致妈妈产奶减少。

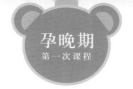

- 对于六个月内的宝宝来说，水、汤、果汁都可能导致他/她腹泻。
- 母亲多喝水、休息好、保持心情愉快对于母乳分泌很重要。

 询问2：你知道该怎样给宝宝喂奶吗？

| 如果是肯定回答 🐻✓ | 如果是否定回答 🐻✗ |
|---|---|
| | 展示母乳喂养过程中不同抱法的图片。<br>侧躺喂：适合晚上和刚生完孩子的妈妈。<br>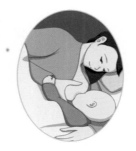 |
| 进一步询问："你知道坐着怎么喂奶？躺着怎么喂？"让孕妇展示她所知道的抱法，根据需要进行调整，并向她展示其他抱法。 | 半躺喂：适合剖宫产的妈妈和顺产后疲惫的妈妈，任何时间都可。<br>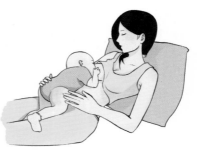 |

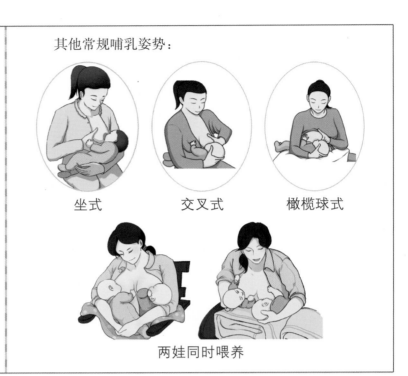

其他常规哺乳姿势：

坐式　　　　　交叉式　　　　橄榄球式

两娃同时喂养

❖ 核心讲解 ❖

- 良好的抱姿和宝宝有效的含乳有助于确保宝宝更好地吃奶，并帮助妈妈分泌足够的母乳，保证乳汁流出通畅；
- 有关哺乳姿势要注意的事情：
  ○ 宝宝和妈妈面对面。
  ○ 做到"三贴"：宝宝下巴紧贴妈妈的乳房（头部后仰，便于宝宝吞咽）、胸部紧贴妈妈的胸部、腹部紧贴妈妈的腹部。
  ○ 哺乳时手臂（枕头）、脚下（小板凳）、背部（枕头）都有东西支撑，让妈妈轻松哺乳，防止哺乳早期宝宝频繁且长时间地吃奶导致妈妈疲劳。
- 适用于宝宝的不同抱姿：
  ○ 半躺喂姿势，适合不管是剖宫产还是顺产后处于疲惫状态的妈妈。
  ○ 摇篮式抱姿，白天坐着时最常用。
  ○ 交叉摇篮式抱姿，适合乳房大而松软的妈妈。

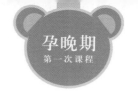
○ 侧卧位姿,适合夜间哺乳。

○ 橄榄球式,适合在剖宫产术后使用,尤其是产妇乳头疼痛或者喂养双胞胎、小宝宝时。

用假娃娃展示不同的抱法,并讨论上面的要点。然后让孕妇用假娃娃练习不同的抱法。给予鼓励并帮助她根据需要调整自己的姿势。注意观察其肩膀是不是紧张,并鼓励她在抱着宝宝的时候放松。

询问3:我们前面说到了当宝宝有效含乳的时候可以让宝宝吃到足够的奶,保证你的乳汁顺畅。你知道宝宝正确含乳是怎样的吗?

**如果是肯定回答** 👍

让孕妇描述什么是正确含乳。如果她描述错误,在必要时纠正她,并鼓励她。

**如果是否定回答** ❌

展示母乳喂养图片中宝宝正确含乳和不正确含乳的图片。正确的含乳图片:

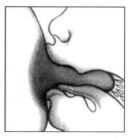

宝宝吸吮乳房

妈妈的乳头顶端在宝宝的舌头和软腭之间,不会造成妈妈的乳头损伤。(妈妈的乳头顶端受到压迫会产生疼痛感,而乳头与乳晕连接处柔软,不会产生压迫的疼痛感。)

不正确的含乳图片:

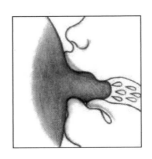

妈妈的乳头顶端在宝宝的硬腭或者牙龈与舌尖之间,会造成妈妈的乳头损伤,导致母乳喂养时产生疼痛感。

正确的含乳步骤:

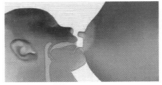

① 用乳头轻轻触碰宝宝的上唇或鼻尖,吸引宝宝仰头张大嘴。

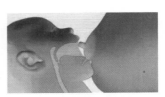

② 宝宝的下巴紧贴乳房,仰头张大嘴时含住大部分乳晕。

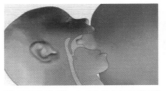

③ 下唇外翻,上唇处露出的乳晕比下唇多。

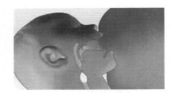

④ 宝宝通过挤压乳晕吃奶,乳头被拉伸到口腔深处。

✿ 核心讲解 ✿

- 宝宝正确有效地含乳有助于妈妈产奶。
- 宝宝正确含乳可以预防妈妈乳头疼痛和破裂。

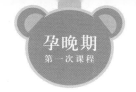

- 正确的母乳喂养不会导致妈妈的乳头破损。
- 告诉孕妇："如果你开始喂奶的时候乳头疼痛，可以联系我，我来帮助你改善宝宝的含乳姿势。"
- 有 4 个宝宝正确含乳的标志：
  - 宝宝的嘴巴张大。
  - 上唇处露出的乳晕比下唇多。
  - 宝宝的下唇向外翻。
  - 宝宝的下巴紧贴乳房。
- 有效吸吮的标志：
  - 宝宝缓慢但有力地吮吸，有时会停顿。
  - 在几次吮吸后，妈妈可能会看到或听到宝宝在吞咽。
  - 哺乳让妈妈感到舒适，而且没有痛苦。
  - 宝宝吃完奶后，自己会松开乳房，并且看起来很满足和放松。
  - 宝宝吃完奶后，妈妈的乳房变得更柔软。
- 舒适有效的吸吮有助于妈妈产更多的奶并且喂饱宝宝。
- 当宝宝吃完一侧的奶（此时宝宝表现为由原来缓慢有力地吸吮变成轻轻而频繁地吸吮或者自动松开）时，可以为宝宝拍嗝，然后用另一侧乳房喂宝宝。这样可让妈妈的两个乳房每次都得到需要产奶的信号，确保宝宝获得足量且营养丰富的母乳。

### 知识/态度检查

本课程结束时，询问孕妇（或孕妇和第二养育人一起）以下问题并记录其回答：

1. 你能说说六个月内为什么要纯母乳喂养吗？

（1）母乳可满足宝宝前六个月的所有需求。

（2）母乳为宝宝提供营养，并增强宝宝的免疫力。

（3）纯母乳喂养可以防止宝宝因为喝到不卫生的水而感染疾病。

（4）母乳喂养也有利于母亲的健康，并且有助于母亲从分娩中恢复。

2. 请向我展示母乳喂养的不同姿势。

（1）半躺喂姿势，适合不管是剖宫产还是顺产后处于疲惫状态的妈妈。

（2）摇篮式抱姿，白天坐着哺乳时最常用。

（3）交叉摇篮式抱姿，适合乳房大的妈妈。

（4）侧卧位姿，适合夜间哺乳。

（5）橄榄球式，适合在剖宫产术后使用，尤其是产妇乳头疼痛或者喂养双胞胎、小宝宝时。

## 二、孕妇营养回顾

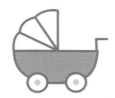

【学习目标】

- 知道五种食物类别，并能就每种食物类别各举出两种食物实例；
- 至少知道两种富含铁的食物；
- 知道哪些食物与富含铁的食物一起食用能够促进铁的吸收。

❖ 食物类别知识回顾 ❖

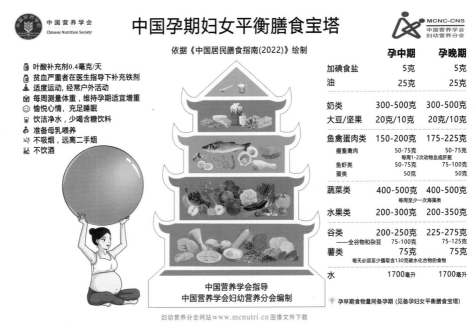

（图片来源：中国营养学会妇幼营养分会网站（www. mentri. cn），2022.6）

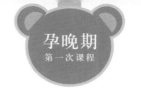

根据上页孕期妇女平衡膳食宝塔,一起来回顾食物类别的相关知识,并在图表空白处写出对应类别的常见食物的名称。

| 食物类别 | | 示例(空白地方请补充) |
|---|---|---|
| 谷类和薯类 | | 米、面、<br><br>杂豆类: |
| 蔬果类 | 深绿色蔬菜 | 青菜、菠菜 |
| | 橙红色蔬菜、水果 | 南瓜、胡萝卜、 |
| | 其他蔬菜、水果 | 白菜、菜花、 |
| 鱼禽肉蛋类 | | 畜类:<br>禽类:<br>水产类:<br>蛋类:<br>常见的动物血: |
| 奶类、豆类、坚果类 | | 奶类:<br>豆类:<br>坚果类: |
| 油、盐 | | |

✿ 富含铁的食物知识回顾 ✿

• 富含铁的食物:肉类,包括红肉(猪肉、牛肉、羊肉);动物肝脏以及动物血制品;

- 吃富含铁的食物的重要性：1.在怀孕期间,你比前更需要补充铁,因为身体需要铁来输送氧气给你和宝宝;2.贫血孕妇的宝宝以后患贫血的可能性会更高;3.宝宝出生后,母乳依然是宝宝摄取铁的重要来源;4.孕妇在分娩过程中会流失一些血液,需要摄入更多的铁作为储备。
- 吃富含维生素 C 的食物可以促进铁的吸收。

---

❖ **核心讲解** ❖

帮助孕妇思考如何解决这些问题。有用的提示包括：

- 针对孕妇食欲不佳的情况,推荐可能会开胃的替代食物。
- 对于孕妇可能无法获得或买得起的食物,可以推荐更容易获得或买得起的替代食物。
- 如果孕妇表示她没有时间准备食物,可以建议她向其他家庭成员寻求帮助。
- 如果孕妇表示家人对其饮食有不同意见,建议她可以与家人讨论怀孕期间营养的重要性。

---

## 三、早产的迹象

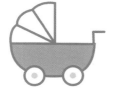

**【学习目标】**

- 至少知道 3 种早产的迹象或症状。

**【课程介绍】**

今天我们要讨论一下当早产发生时你应该怎么做,了解了这些信息之后你就会更有信心和安全感。

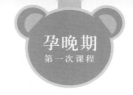

 询问 4：在孕中期我们已经谈到了早产，现在你能准确说出早产的迹象和症状吗？

| 如果是肯定回答 | 如果是否定回答 |
|---|---|
| 阅读以下信息以补充相关知识。 | 掌握早产的相关知识非常重要，若遇早产，我们可以尽早察觉并正确地应对它。 |

## ✿ 核心讲解 ✿

- 了解影响早产的因素是非常重要的，因为早产儿可能会面临更多的健康问题，比如与足月出生的宝宝相比，早产儿需要留院观察的时间更长；一些早产儿也可能会面临长期的健康问题，比如大脑、肺、听力和视力的损伤。

- 如果在怀孕 37 周（或刚刚计算的日期）之前出现了以下任何迹象或症状，孕妇有可能会早产：

  ○ 阴道分泌物（水样、黏液或血样）比平常多；

  ○ 骨盆或下腹部产生压力，就像宝宝在向下推一样；

  ○ 持续的腰酸背疼；

  ○ 腹部绞痛，还可能伴有腹泻；

  ○ 有规律或频繁地宫缩，孕妇的腹部像拳头一样硬，宫缩可能疼，也可能不疼；

  ○ 羊水破了，有较多液体从阴道涌出。

- 如果有早产的迹象或症状,请立即联系医生或去医院。如果已经确定是早产,那么需要尽快寻求医生的帮助。
- 医生给孕妇的建议可能包括:
  - 去医院就医;
  - 停止手中的事情;
  - 左侧卧休息一小时;
  - 喝两到三杯水或果汁(不要喝茶或苏打水)。
- 如果症状没有消失甚至加剧,那么孕妇需要尽早去医院。如果上述症状消失了,那么接下来的一天孕妇就不需要紧张了。
- 如果去医院的话,医生会做检查判断孕妇是否临产,他们会尽可能地帮助孕妇延迟分娩,或在宝宝出生前帮助改善宝宝的健康状况。孕妇也可以和医生谈谈,看看哪种方式适合自己。

## 四、分娩和分娩准备

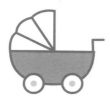

【学习目标】

- 知道三种分娩的迹象;
- 知道如何以及何时去医院;
- 知道如何在适当的时间前往其首选的医院;
- 对分娩很有信心,知道缓解疼痛的几种方式。

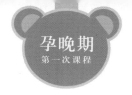

 询问5：医生是否告诉过你怎么判断即将分娩了？

| 如果是肯定回答 🐨✓ | 如果是否定回答 🐨✗ |
|---|---|
| 进一步询问孕妇："你记得的分娩迹象都有哪些?"<br><br>表扬孕妇记得的内容，并且纠正她记得不对的内容。 | 与孕妇(以及家庭成员)谈论分娩迹象和症状。<br><br>提醒孕妇应向医生咨询这个问题，一定要知道早期分娩的一些迹象。这样孕妇可以通过身体发生的变化，及时判断是否应该去医院。 |

## ✿ 核心讲解 ✿

分娩的早期迹象包括(一种或几种)：

* 如果孕妇行走较困难，但是呼吸还是很轻松，这表明宝宝已经入盆；
* 可能在分娩前几周时，孕妇的肚皮出现不规则绷紧，这表示子宫开始收缩(简称宫缩)；
* 阴道有少量黏液或血液(见红)。这表明子宫口已经开始扩张，可能是分娩即将开始的迹象。

分娩的中晚期迹象则更为明显。包括：

* 经常性宫缩变得越来越剧烈，并且越来越频繁，大约每五分钟宫缩一次，每次五分钟，这种现象会持续长达一个小时，这表示孕妇即将临产；
* 羊水破裂，羊水从阴道涌出。

如果孕妇感觉宫缩变得频繁了，可以记录每两次宫缩之间的时间间隔。如果宫缩越来越频繁，并且在孕妇走动时症状不会减轻，这表明孕妇已经进入分娩期。

当这些分娩迹象出现时，孕妇要知道这是身体的正常反应，并尽量保持冷静。让家人陪伴在孕妇的身边安慰孕妇，可以帮助孕妇放松下来，孕妇也可以通过洗澡或小睡一下来放松自己。另外，按摩也可以让孕妇感觉舒适一些，放松一些。

在分娩的早期阶段，孕妇可以通过聊天或睡觉来转移注意力。但随着宫缩变得越来越强烈，聊天或睡觉可能无法转移孕妇的注意力，这时候做一些深呼吸可能会更有帮助。

 询问6：你计划去哪个医院生孩子？

| 如果有明确的计划 | 如果没有明确的计划 |
| --- | --- |
| （提示：县医院、妇幼保健院和中医院）<br><br>进一步询问孕妇："这个医院离家里大约是多久的路程？你知道路线是怎么走的吗？"<br><br>讨论：如果需要一个多小时才能到达，请告诉孕妇："你可能需要在分娩的早期阶段就出发去医院，以确保你能够及时到达。" | （提示：县医院、妇幼保健院和中医院）<br><br>进一步询问孕妇："你会考虑哪些因素来确定去哪里生孩子呢？"（提示：距离远近、医院的级别、医生的技术、经济性、患者人数、熟人等问题。）<br><br>讨论：可以请孕妇说出理由，确认她在做决定时确实考虑了这些因素。 |

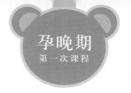

☆ 核心讲解 ☆

- 孕妇可以向产检医生或村医咨询,挑选一个最适合孕妇的医院;
- 如果医院离得比较远,孕妇需要在分娩早期阶段就出发去医院。

 询问 7:对于分娩的前期准备,你有具体的计划吗?

| 如果是肯定回答 🐻✓ | 如果是否定回答 🐻✗ |
|---|---|
| 表扬孕妇已经做出的计划,并询问她一些具体的问题:<br>• 你怎么去医院?<br>• 谁将陪你一起去医院?<br>• 去医院需要多长时间?<br>• 你还有其他的担心吗?<br>如果孕妇对如何去医院以及其他问题有疑问的话,可以给她一些合适的建议。 | 让孕妇思考一些具体的问题:<br>• 你怎么去医院?<br>• 谁将陪你一起去医院?<br>• 去医院需要多长时间?<br>• 你还有其他的担心吗? |

知识/态度检查

本课程结束时,请向孕妇(或孕妇和第二养育人一起)询问以下问题,并记录其回答:

1. 分娩的早期迹象和中晚期迹象分别有哪些？你应该在哪些迹象出现时去医院？

分娩的早期迹象包括：

（1）你开始觉得行走较困难，但是呼吸还是很轻松。

（2）可能在分娩前几周时，肚皮开始出现不规则绷紧。

（3）阴道有少量黏液或血液。

2. 分娩的中晚期迹象则更为明显，意味着即将分娩，包括：

（1）剧烈且频繁的经常性宫缩。

（2）羊水破裂。

3. 你为分娩的前期准备做了哪些计划？家里是否会有其他人陪你一起？

略。

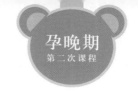
# 第二节　孕晚期第二次课程

## 一、按需喂养的技巧

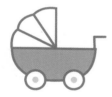

【学习目标】

- 知道每天应进行多少次母乳喂养；
- 懂得"按需母乳喂养"。

询问 1：上次我过来的时候，我们聊了纯母乳喂养。你还记得"纯母乳喂养"指的是什么吗？

| 如果是肯定回答 ☑ | 如果是否定回答 ☒ |
|---|---|
| 进一步询问孕妇："你能跟我说说你记得的内容吗？"<br><br>温柔地纠正孕妇说错的内容，把正确的内容告诉她。 | "没关系，我们复习一下。" |

## ✿ 核心讲解 ✿

- 纯母乳喂养意味着宝宝满六个月之前只吃母乳，并适量添加维生素 D，不给宝宝喂除母乳和维生素 D 之外的任何东西，包括水、配方奶粉和任何汤汁。
- 母乳里面包含了宝宝所需要的所有水分，即使夏天容易口渴，母乳里的水分也可以满足宝宝对水分的需求。宝宝如果渴了，也会表现出想吃奶，只是不会吃很长时间，所以按照宝宝的需求喂养就能满足宝宝的所有需求。
- 母乳可满足宝宝前六个月的所有生长需求。
- 给宝宝喂水会使宝宝吃奶的次数减少，从而导致妈妈的母乳产量下降。
- 对于不满六个月的宝宝来说，水、汤、果汁都可能导致其腹泻。

 询问2：你知道多久或什么时候应该给孩子喂一次奶吗？

| | |
|---|---|
| 如果是肯定回答（例如："在宝宝想要吃奶时。"）☺✓ | 如果是否定回答（没有提到按照宝宝的需要）☺✗ |
| 是的，母乳喂养地就是自然地按需喂养，按照宝宝发出来的需要吃奶的信号去给宝宝喂奶。 | 等宝宝出生后，你可以通过观察宝宝的反应来发现他/她什么时候需要吃奶。 |

### ✿ 核心讲解 ✿

- 按需喂养有助于妈妈产足够的乳汁给宝宝，同时也避免妈妈涨奶或者堵奶。
- 出生几天之后，大多数宝宝每天需要喂很多次奶，大约每天 8 到 12 次。这是非常常见的，多次按需母乳喂养能让妈妈产更多的奶，保证宝宝吃饱。
- 母乳喂养越来越规律之后，8—12 次的次数可以作为参考，这个时候妈妈也越来越能分清宝宝什么时候需要吃奶，做到一直按需喂养就能很好地喂好宝宝。
- 哭是宝宝已经非常饥饿的信号，要按宝宝早期的饥饿信号进行母乳喂养，"按需"而不是"按哭"。
- 宝宝出生后前三天的母乳喂养非常重要，尽量让宝宝多吃奶，8—12 次是一个参考，按照宝宝发出来的需求信号尽量多地母乳喂养，帮助宝宝排出胎便，同时也能让妈妈有效地度过 3—4 天"下奶"时的胀奶期。

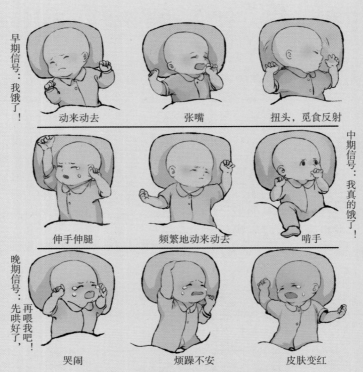

早期信号：我饿了！

动来动去 　 张嘴 　 扭头，觅食反射

中期信号：我真的饿了！

伸手伸腿 　 频繁地动来动去 　 啃手

晚期信号：先哄好了，再喂我吧！

哭闹 　 烦躁不安 　 皮肤变红

宝宝表现出来的各种饥饿信号

如何帮助宝宝含住乳晕并成功吃到奶？

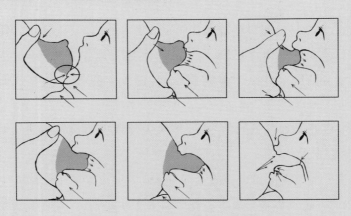

- 如果担心宝宝没吃饱，可以观察宝宝的大小便，前七天的宝宝的大小便变化如下页图。七天之后宝宝的小便达到 8 次以上就表示妈妈给予的母乳量充足。

| 日龄 | 小便次数 | 大便次数 | 大便颜色 |
|---|---|---|---|
| 第一天（出生日） | ▢ | ■ | 黑色 |
| 第二天 | ▢▢ | ■■ | 黑色或墨绿色 |
| 第三天 | ▢▢▢ | ■■■ | 棕、黄绿、黄 |
| 第四天 | ▢▢▢▢ | ■■■■ | 棕、黄绿、黄 |
| 第五天 | ▢▢▢▢ | ▢▢▢▢ | 黄色 |
| 第六天 | ▢▢▢▢▢▢ | ▢▢▢▢ | 黄色 |
| 第七天 | ▢▢▢▢▢▢ | ▢▢▢▢ | 黄色 |

说明：产后1—7天，主要观察宝宝的小便次数（无色或浅黄色）和大便次数、颜色，以此可以判断宝宝是否摄入足够的母乳。低于上述次数或者颜色明显偏离的，应及时与医护人员联系。

- 每次宝宝要求吃奶时，妈妈就去回应宝宝的需求，给他/她按需喂奶（按需的含义是指他/她会有一些好像在寻找乳房的表现：身体左右扭动、摇摆着头左右寻找、吐舌头准备吃奶、吃自己的手等。这个时候你就需要给他/她喂奶了。宝宝吃饱后会自己松开妈妈的乳头，不需要妈妈去主动中断宝宝吃奶）。

询问产妇家人：

- 你觉得应该给宝宝喂母乳吗？

如果他们的回答为"是"，告诉他们：

- 太好了！母乳喂养对宝宝和妈妈，还有你们整个家庭都非常好，有你们的帮忙，妈妈喂奶会容易很多。
- 早期宝宝吃奶比较频繁、时间比较久，妈妈就没有太多时间做其他的事情，你们帮忙给她做一些家务会大大减轻其负担。
- 妈妈在喂奶的时候经常会觉得口渴，在妈妈喂奶的时候给她一些水或者小吃都可以帮助妈妈产奶。

如果他们的回答为"否"，告诉他们：

- 宝宝如果能在六个月前只吃妈妈的奶，对他/她长身体、大脑发育、抵抗力的增强都非常重要，如果你们能支持妈妈喂母乳，还能为你们家节省买配方奶的钱。母乳非常安全、健康、卫生,如果能让你们家宝宝吃到母乳,你们家的宝宝会更加健康!

妈妈给宝宝喂母乳,也可以让她生产后的身体得到很快恢复。

知识/态度检查:

本课程结束时,请向孕妇(或孕妇和第二养育人一起)询问以下问题,并记录其回答:

1. 纯母乳喂养的原因是什么?

(1)母乳可满足宝宝前六个月的所有需求;

(2)母乳为宝宝提供营养,并增强宝宝的免疫力;

(3)纯母乳喂养可以防止宝宝因为喝了不够干净的水而导致的疾病;

(4)母乳喂养也有利于母亲的健康,并且有助于母亲从分娩中恢复。

2. 什么是按需母乳喂养?

(1)在宝宝想要吃奶时进行母乳喂养;

(2)你的宝宝知道什么时候要吃奶,所以在母乳喂养时应对宝宝的信号作出反应。


## ✿ 活动:分娩准备

活动——分娩准备

讨论:告诉孕妇,尽管没有人能够预测在临产和分娩时会发生什么,但孕妇一定要表达出自己的想法和感受,例如孕妇希望谁能在她分娩的时候陪在身边(如果医院允许的话),孕妇想带什么东西去医院,孕妇想要用什么方式缓解疼痛,以及孕妇是否愿意产后立即开始给宝宝喂母乳。

分娩准备的具体内容:

(1)待产包准备

- 证件及材料。挂号证,孕检档案,男女双方身份证、户口本。

- 钱。人民币或者银行卡,顺产一般需 5 000 元左右,剖宫产一般需 7 000 元至 10 000 元。

- 洗漱用品。脸盆 2 个(洗脸、洗脚各 1 个)、拖鞋 1 双、毛巾 3 块(洗脸、洗脚、洗外阴各 1 块)以及牙刷、梳子、镜子、香皂、润肤霜等。

- 餐具。饭盒、筷子、勺子、水杯(最好带吸管)、水果刀、洗洁精等。

- 衣物。内衣裤 1—2 套,腹带 1 条,休闲鞋 1 双,厚袜子 2 双,哺乳文胸。

- 食物。牛奶 2—3 小盒以及巧克力或孕妇自己喜欢吃的食物、饮料等。
- 吸奶器 1 个,卫生巾、卫生纸及成人尿垫若干,接宝宝出院时用的被子(四方形)和帽子。
- 应季的宝宝衣服两套,如天冷可再带一套厚的连体服。
- 尿布或纸尿裤若干。

(2)分娩早期征兆

- 规律宫缩。两次宫缩间隔约 5 分钟,持续 30 秒以上,腹部变硬,手压无凹陷,且间隔越来越短,持续时间越来越长,阵痛越来越重。
- 破水。胎膜破裂,羊水从宫腔里流出。
- 见红。由于宫颈口逐渐开大,少数小血管破裂出血,阴道中出现黏性的血样分泌物。

注:如果没有明显宫缩时出现破水(胎膜早破)现象,孕妇要立即平躺,并尽快去医院,以免羊水流出过多或发生感染。

(3)孕妇临产前放松情绪的方法

- 控制呼吸。首先应该掌握控制呼吸的技巧,即用鼻子渐渐地、深深地吸气,再用嘴渐渐地、深深地吐出来,专心的呼吸可转移对疼痛的注意力。
- 听听音乐。听音乐可以消除分娩时的焦虑心情。身体合着音乐的节拍运动,不仅可以把身体的各个部位活动开,还有助于改变产妇对分娩的消极期待。在音乐的节奏中,用手依次轻拍大腿、腰部、手臂、手腕和头部,活动全身。
- 展开想象。产妇可集中精力让自己想象一些美好的事物,如碧海、蓝天、鸟语、花香等。
- 饮食调节。在精神十分紧张时吃些水果、巧克力等,不仅可以湿润嘴巴,也可以适当地转移注意力,有助于缓解紧张情绪。
- 与人交流。产妇可以和准爸爸或其他家人朋友交流现在的感觉,或者和他们聊些开心的事情,也都有助于缓解紧张情绪。
- 适当休息。精神紧张时,产妇可以适当休息,充足的睡眠不仅可以缓解紧张的情绪,也可以积攒力量,使分娩时能有足够的体力应对。
- 按摩身体。准爸爸协助孕妇采取她认为可减轻疼痛的姿势,确保孕妇的肘、腿都有地方支撑;教给准爸爸给孕妇按摩背、脚、肩的方法,可减轻孕妇阵痛时的不适感,并有助于孕妇放松紧张的心情。

让孕妇浏览下列分娩准备的相关信息,并在相应的位置写下她的答案。与孕妇一起查看填写的内容,确保她能够理解其中的内容。如果家中有其他人,请确保她/他能理解并认可孕妇的想法,鼓励孕妇向医生咨询有关临产和分娩的问题。

姓名_____

我的预产期是_____

我将在_____(地点)分娩

搭乘_____(交通工具)到那里应需要_____分钟

我需要带以下物品去医院:_____

_____

_____

我应在出现下列分娩迹象时出发前往医院:

_____

_____

我将告诉家人和医生/护士以下信息(检查所有适用信息):

□我希望使用_____来缓解疼痛。

□我希望能得到_____(伴侣姓名)的支持。

□我希望了解分娩的整个过程,如果医生认为我必须进行剖宫产时,我希望给予知情同意。

□我希望自己选择分娩地点。

□我希望在分娩后一小时内进行母乳喂养,而且是在医院进行母乳喂养。

□我希望分娩后可以立即拥抱孩子。

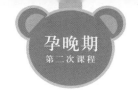

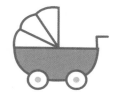

## 二、养育人心理调适

【学习目标】

• 了解三种社会支持的来源。

 询问 3：在怀孕期间,你依赖谁来为你提供支持?

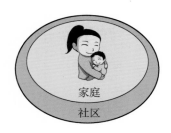

家庭

社区

| 如果她说出很多人的名字 🐻✓ | 如果她无法说出任何人,或只有一个或两个人 🐻✗ |
|---|---|
| 　　表扬她:"你有很多人支持,这很好。当需要帮助时,你不要因为向他们寻求帮助而感到惭愧,因为成为母亲是一项挑战。"<br><br>　　如果孕妇遗漏了任何社区资源,使用图片提醒她:她可以依靠家人和朋友以外的人。 | 　　鼓励她:"你不会像你想得那样孤单的。"<br>通过上面的图片,告诉她:<br><br>• 在怀孕期间,你并不孤单,你是家庭的一员,也是社区的一员;<br><br>• 你的家人会在此过程中为你提供支持;<br><br>• 他们的支持对于健康怀孕和宝宝发育都非常重要; |

| | • 你可以与经历过怀孕的妈妈们相互交流,她们可以是村里的人,也可以是微信联系的朋友和家人; |
| --- | --- |
| | • 即使社交联系仅限于一两个人,也有助于你与其他人分享你的感受并维持社交关系。 |

本课程结束时,请向孕妇(或孕妇和第二养育人一起)询问以下问题并记录其回答:

1. 你是否可以说出家里能为你提供支持的一两个人的名字?

略。

2. 你是否可以说出社区里能为你提供支持的一两个人的名字?

略。

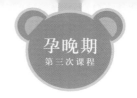
# 第三节　孕晚期第三次课程

## 一、按需喂养知识回顾、母乳喂养做法

**【学习目标】**

- 知道三种不同的母乳喂养姿势；
- 知道每天应进行多少次母乳喂养；
- 懂得"按需母乳喂养"。

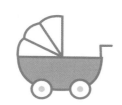

**【课程介绍】**

　　到目前为止，我们已经了解了很多关于母乳喂养的知识，但是今天我们要再聊一聊这一方面的内容，让你对此更熟悉一些。宝宝出生之后立刻给宝宝喂母乳，让宝宝第一时间吃到母乳，你就不会因为哺乳不及时而感觉到乳房肿胀和发热。

☆ **按需喂养知识回顾** ☆

- 按需喂养的含义：按照宝宝发出来的需要吃奶的信号去给宝宝喂奶。即每次宝宝要求吃奶时，妈妈就去回应宝宝的需求，给他/她喂奶。宝宝吃饱后会自己松开妈妈的

乳头,妈妈不要主动中断宝宝吃奶;

- 宝宝饥饿早期信号:身体动来动去,张嘴,扭头有觅食反射;
- 宝宝饥饿中期信号:伸手伸腿,身体频繁地动来动去,啃手;
- 宝宝饥饿晚期信号:哭闹,烦躁不安,脸色变红;
- 宝宝出生后前三天:每天吃 8～12 次奶;
- 母乳喂养有规律之后:每天吃 8～12 次奶的次数仅为参考,即以宝宝的需求为准。

 询问 1:你的宝宝快要出生了,我们再来学习一下母乳喂养的正确姿势吧。

我们再来学习一下母乳喂养的正确姿势,以便在宝宝出生的第一时间你就可以喂母乳了,你来用娃娃和乳房模型试试你记得的给宝宝喂母乳的姿势吧。

哺乳姿势:

- 半躺喂姿势,适合不管是剖宫产还是顺产后处于疲惫状态的妈妈。
- 摇篮式抱姿,白天坐着哺乳时最常用。
- 交叉摇篮式抱姿,适合乳房大而松软的妈妈。
- 侧卧位姿,适合夜间哺乳。
- 橄榄球式,适合在剖宫产术后使用,尤其是产妇乳头疼痛或者喂养双胞胎、小宝宝时。

姿势要点:

- 宝宝的身体脊椎和宝宝的后脑勺形成一条直线,头部后仰(跟成人喝水吞咽向后仰的姿势相同)。
- 宝宝的身体应该面向乳房,他/她应能够抬头看着你的脸。
- 宝宝的身体和你的身体面对面,紧贴着你的身体,不要让宝宝扭着头吃奶。
- 你应该用手和胳膊搂抱着宝宝,放松肩膀,不要仅手腕使劲,这样肩膀会很累。

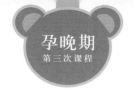

询问2：除了正确的哺乳姿势，宝宝的含乳姿势也非常重要。如果宝宝含乳不当，你可能会有乳头破损、疼痛等情况，你还记得宝宝正确含乳是什么样子的吗？

| | |
|---|---|
| 如果是肯定回答 😊✓ | 如果是否定回答 😊✗ |
| 请回答"什么是正确含乳"。 | 请阅读以下关键信息。 |

## ✿ 核心讲解 ✿

- 宝宝正确有效地含乳有助于妈妈产奶。
- 宝宝的正确含乳可以预防妈妈乳头疼痛和破裂。
- 正确的母乳喂养不会导致妈妈的乳头破损。
- 告诉孕妇："如果你开始喂奶的时候乳头疼痛，可以联系我，我来帮助你改善宝宝的含乳姿势。"
- 有4个宝宝正确含乳的标志：
  ○ 宝宝的嘴巴张大；
  ○ 上唇处露出的乳晕比下唇多；
  ○ 宝宝的下唇向外翻；
  ○ 宝宝的下巴紧贴乳房。
- 宝宝吃到奶后的表现：
  ○ 宝宝缓慢但有力地吮吸，有时会停顿；
  ○ 在几次吮吸后，妈妈可能会看到或听到宝宝在吞咽；

○ 哺乳让孕妇感到舒适,而且没有痛苦;

○ 宝宝吃完奶后,自己会松开乳房,并且看起来很满足和放松;

○ 宝宝吃完奶后,孕妇的乳房变得更柔软。

- 舒适、有效的吸吮有助于孕妇产更多的奶并且喂饱自己的宝宝。

- 当宝宝吃完一侧的奶(此时宝宝表现为由原来缓慢有力地吸吮变成轻轻而频繁地吸吮;或者自动松开)时,可以为宝宝拍嗝,然后用另一侧乳房喂宝宝。这样可让孕妇的两个乳房每次都得到需要产奶的信号,确保宝宝获得足量且营养丰富的母乳。

知识/态度检查:

本课程结束时,请向孕妇(或孕妇和第二养育人一起)询问以下问题并记录其回答:

1. 请说明母乳喂养的不同姿势。

(1)半躺喂姿势,适合不管是剖宫产还是顺产后处于疲惫状态的妈妈;

(2)摇篮式抱姿,白天坐着哺乳时最常用;

(3)交叉摇篮式抱姿,适合乳房大而松软的妈妈;

(4)侧卧位姿,适合夜间哺乳;

(5)橄榄球式,适合在剖宫产术后使用,尤其是产妇的乳头疼痛或者喂养双胞胎、小宝宝时。

2. 什么是按需母乳喂养?

(1)在宝宝想要吃奶时进行母乳喂养;

(2)你的宝宝知道什么时候要吃奶,所以在母乳喂养时应对宝宝的需求信号作出反应。

3. 宝宝饥饿的几个迹象是什么?

(1)身体左右扭动;

(2)摇摆着头左右寻找;

(3)吐舌头准备吃奶;

(4)吃自己的手。

4. 在头三个月你一天大概要进行多少次母乳喂养?

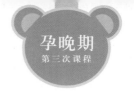

一般情况下,有的宝宝会吃 8—12 次,有的宝宝可能会吃更多次,这只是一个参考。母乳喂养没有次数限制,根据宝宝的需要和妈妈涨奶时不舒服的感觉进行喂养,满足宝宝的需要和你的需要,这是非常棒的母乳喂养状态。

5. 如果宝宝的含乳姿势不正确会怎么样?

(1) 你可能会感到不舒服,乳头可能会疼痛或破裂;

(2) 宝宝不能有效地获得足够的乳汁;

(3) 长时间含乳不正确导致乳汁流出不畅后,可能会引起堵奶,进而母乳供应不足。

## 二、分娩和分娩准备知识回顾

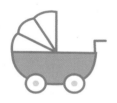

【学习目标】

- 掌握三种分娩的迹象;
- 知道如何以及何时去医院;
- 知道如何在适当的时间前往其首选的医院;
- 对分娩很有信心,知道可以缓解疼痛的几种方式。

### ✿ 分娩迹象知识回顾 ✿

- 分娩的早期迹象:1. 行走较困难,但是呼吸还是很轻松,这表明宝宝已经入盆;2. 可能在分娩前几周肚皮会开始出现不规则绷紧,这表示已经开始出现子宫收缩(简称官缩);3. 阴道有少量黏液或血液(见红),这表明子宫口已经开始扩张,可能是分娩即将开始的迹象。

- 分娩的中晚期迹象:1. 经常性官缩变得越来越剧烈,并且越来越频繁,大约每五分钟官缩一次,每次五分钟,这种现象会持续长达一个小时,这表示你即将临产;2. 羊水破裂,羊水从阴道涌出。

## ✿ 缓解宫缩疼痛知识回顾 ✿

宫缩期间缓解疼痛的方法：

- 慢慢地深呼吸；

- 让其他人揉你的脚或下背部（如果你不喜欢别人的触碰，一定要表达你的感受）；

- 洗澡或淋浴；

- 以站立、下蹲或"四足支撑"的姿势移动臀部；

- 休息或冥想。

询问3：你是否还记得我们上次说到的在哪个医院分娩？

无论怎么作答，都作以下讲解 🐻✓

| 回答：你应该在"分娩准备"中填写医院的名称及具体的位置。 | 讨论：让我们快速回顾一下你对分娩前期准备的具体计划。 | 回答：请你思考以下问题：<br>• 你怎么去医院？<br>• 谁将陪你一起去医院？<br>• 去医院需要多长时间？<br>• 你还有其他的担心吗？ |

**知识/态度检查：**

本课程结束时，请向孕妇（或孕妇和第二养育人一起）询问以下问题并记录其回答：

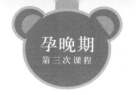

1. 分娩的早期迹象和中晚期迹象分别有哪些？你应该在什么迹象出现时去医院？

分娩的早期迹象包括：

（1）你开始觉得行走较困难，但是呼吸还是很轻松；

（2）可能在分娩前几周时，你的肚皮开始出现不规则绷紧；

（3）阴道有少量黏液或血液。

分娩的中晚期迹象则更为明显，意味着即将分娩，包括：

（1）剧烈且频繁的经常性宫缩；

（2）羊水破裂。

2. 你为分娩的前期准备做了哪些计划？家里是否会有其他人陪你一起？

略。

3. 你对自己的分娩计划是否自信？（完全不自信、有点自信、自信或非常自信。）

略。

## 三、养育人心理调适

【学习目标】

• 知道何时寻求帮助以及到哪里寻求帮助。

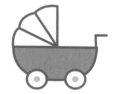

【课程介绍】

　　上次我们谈到了你可以从家人和社区获得社会支持。我们今天将回顾这些信息。请记住，在怀孕期间有抵触或消极的感觉是正常的，这并不意味着你不会成为一个好母亲。重要的是要正确认识这些感受，如果这些感受让你无法好好照顾自己，应与其他人谈论具体感受。

询问 4：当你感到悲伤时,你会与自己社交圈中的哪些亲戚或朋友交谈?

> 回答：告诉孕妇,社会支持是有助于确保她的健康和宝宝健康的三个重要因素之一。
>
> 如果悲伤的感觉持续超过 1—2 周,孕妇应和自己的医生谈谈这方面的情况。

知识/态度检查：

本课程结束时,请向孕妇(或孕妇和第二养育人一起)询问以下问题:

1. 你是否可以说出在你感到悲伤时可以帮助你的 1—2 个人?

略。

2. 你是否可以说出如果你长时间(1—2 周)感到悲伤,你可以寻求帮助的地方?

略。